治疗性低温理论与实践

马青变　郑　康　主编

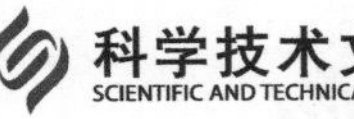

科学技术文献出版社
SCIENTIFIC AND TECHNICAL DOCUMENTATION PRESS
·北京·

图书在版编目（CIP）数据

治疗性低温理论与实践/马青变，郑康主编．—北京：科学技术文献出版社，2023.5
ISBN 978-7-5235-0228-0

Ⅰ．①治…　Ⅱ．①马…②郑…　Ⅲ．①冷冻疗法　Ⅳ．①R454.5

中国国家版本馆CIP数据核字（2023）第071038号

治疗性低温理论与实践

策划编辑：邓晓旭　　责任编辑：胡　丹　邓晓旭
责任校对：王瑞瑞　　责任出版：张志平

出　版　者　科学技术文献出版社
地　　　址　北京市复兴路15号　邮编　100038
编　务　部　（010）58882938，58882087（传真）
发　行　部　（010）58882868，58882870（传真）
邮　购　部　（010）58882873
官方网址　www.stdp.com.cn
发　行　者　科学技术文献出版社发行　全国各地新华书店经销
印　刷　者　北京厚诚则铭印刷科技有限公司
版　　　次　2023年5月第1版　2023年5月第1次印刷
开　　　本　787×960　1/32
字　　　数　71千
印　　　张　5.875　彩插4面
书　　　号　ISBN 978-7-5235-0228-0
定　　　价　38.00元

主　编　马青变　郑　康

副主编　陈文劲　穆叶赛·尼加提

编　委　（按姓氏拼音排序）

阿不拉江·赛达明	新疆维吾尔自治区人民医院急诊科
陈文劲	首都医科大学宣武医院神经外科
杜兰芳	北京大学第三医院急诊科
冯　璐	北京大学第三医院急诊科
付源伟	北京大学第三医院急诊科
葛洪霞	北京大学第三医院急诊科
龚瑞琛	台湾高雄医科大学附属医院神经外科
李　姝	北京大学第三医院急诊科
李　硕	北京大学第三医院急诊科
马　莉	北京大学第三医院急诊科
马青变	北京大学第三医院急诊科
穆叶赛·尼加提	新疆维吾尔自治区人民医院急诊科
热依拉·拜克力	新疆维吾尔自治区人民医院急诊科
翟樯榕	北京大学第三医院急诊科
郑　康	北京大学第三医院急诊科
朱世宏	解放军总医院第七医学中心神经外科

◎序

院外心脏骤停救治生存链是在 20 世纪 80 年代被提出的。最初由四环组成，起于早呼叫，止于高级生命支持。随着心肺复苏观念和技术的快速发展，2012 年《国际心肺复苏指南》对生存链做出了更新，提出第五环，即心脏骤停综合征的综合救治。也是在这一更新内容中，《国际心肺复苏指南》强调了治疗性低温在心脏骤停救治中的重要地位——治疗性低温是唯一可以有效改善心脏骤停复苏患者存活率和神经功能预后的关键治疗手段。自此，这一理念和相关治疗技术开始在国内外规范化普及、创新性发展。

北京大学第三医院是率先在国内开展目标温度管理的医疗机构之一。通过十余年的临床实践，急诊科团队成功挽救了大量心脏骤停患者的生命，并使很多持续昏迷的患者最终苏醒，更好地重返家庭、回归社会。

在临床实践过程中，他们还逐步凝练出一套治疗性低温系统化的实施规范。这套规范说明细致、指导性强，即使从未接触过相关理念的医护人员也可以迅速理解和应用，而不会感到陌生和困难。

感谢北京大学第三医院急诊团队在医学研究上的不断探索和诚挚分享。以这套实施规范为基础，由马青变和郑康两位医师担任主编，又集合了10多位长期从事心肺复苏和治疗性低温研究的专家之力，才终于完成本书。

本书强调实用性，尽力做到言简意赅、逻辑层次清楚，对于治疗性低温的原理和临床实践、不同疾病患者温度管理的实施策略等都进行了系统而详尽的阐述，可以说是一本不可多得的有关治疗性低温的案头参考书。

祝贺本书即将出版面世，向编者们所做出的

成果表示由衷敬意。同时，也诚挚地将本书推荐给急诊、重症和神经领域的医护人员们，我们认知和能力的每一点进步，都可能挽救更多美好的生命。

◎ 前言

随着医学理念的更新和医学技术的进步，人体很多重要脏器的损伤修复手段得到了长足发展，这也坚定了临床医生在危重疾病救治时的信心。但是，由于真正能够有效减轻脑或脊髓严重损伤的措施还少之又少，无论神经科专业医生，还是急重症医生，在临床工作中会普遍感到棘手，产生挫败感。针对这一问题，医学科学家们一直在探索能够有效保护神经功能的治疗理念和技术。

治疗性低温并不是全新理念，事实上它已经有 200 多年的发展历史。经过动物实验和临床研究证实，治疗性低温是行之有效的神经保护措施，也是目前唯一被证实能够改善心肺复苏后患者神经功能预后的治疗手段。也有诸多证据表明，它对其他疾病所致的脑损伤（如脑卒中、脑外伤等）的神经保护作用是有效的，但尚需更多研究论据加以证实。

自2012年以来，北京大学第三医院急诊科就率先在国内开展起针对心脏骤停患者的低温治疗。经过十余年临床研究、不断总结经验，急诊团队已形成了一整套治疗性低温的临床管理流程和实施规范。

2016年，我们曾经对全国10个省份、52家医院、1952位急诊医务人员进行治疗性低温的知晓率及实施率进行调查，发现仅22.6%的医生知晓治疗性低温这一理念，也仅有6.3%的单位实施过治疗性低温的相关治疗手段。这一现状远远落后于欧美国家。

向国内同行系统地传递治疗性低温的理念和规范技术是编写本书的初衷。临床医生通过提升对脑保护的强烈意识和有效的救治能力，使得更多的患者从中受益，在与疾病抗争后能够更好地回归家庭、回归社会。

本书由北京大学第三医院急诊科低温团队携手国内该领域经验丰富的专家编写。内容从治疗性低温基础理论开始，系统地介绍了低温治疗的原理、低温下机体的病理生理和代谢变化、不同情况下低温的实施、低温并发症、并发症的预防和处理、低温状态下药物的代谢、低温团队的建设等。本书内容系统、全面、实用性强，便于读者理解、掌握和应用。

由于治疗性低温是一项新兴技术，其实施过程中还有很多临床问题尚无明确定论，也欢迎各位专家、学者，以及广大读者参与讨论，积极交流。

北京大学第三医院急诊科
马青变　郑　康

◎目录

◎第一章

目标温度管理技术简介

心脏骤停（cardiac arrest，CA）发病率高，存活率低，据研究数据显示存活率仅为 1% ~ 10%，每年影响数百万人的生命，是当前全球重要的公共卫生问题。心脏骤停后大脑经历严重缺血、缺氧再灌注损伤是复苏后致死与致残的重要原因之一。近年来，虽然心肺复苏策略和复苏后的集束化管理在不断进步，心脏骤停患者总体生存率逐步提高，但是仍有许多患者伴随不同严重程度的神经功能损伤和残疾，严重影响其生活质量。科学家们一直在探索可以有效减轻脑损伤、保护脑功能的措施，亚低温治疗、治疗性低温（therapeutic hypothermia，TH）及目标温度管理（target temperature management，TTM）等一系列概念先后应运而生，此项技术也是目前被证实唯一能够有效改善心脏骤停患者生存率及神经功能预后的治疗措施。

一、目标温度管理的概念

目标温度管理既往又被称为治疗性低温，这两个概念均属低温治疗范畴，即通过降低患者的核心体温而达到治疗目的。治疗性低温是为改善大脑等重要器官的功能而对患者全身或局部进行人工降温，是目前临床上行之有效的神经保护措施之一。TTM 是在治疗性低温的基础上发展而来的，使用专业医疗设备将患者核心体温降至目标温度（33 ~36 ℃）并维持一段时间（通常维持至少 24 小时），在维持阶段结束后逐渐以恒定的复温速率恢复体温。

二、目标温度管理的发展历史

低温治疗的历史悠久，早在公元前 3500 年人们就已经开始使用冰块为受伤的士兵进行人工降温，希波克拉底建议用冰雪包裹伤口以减少失血，那时的人们就已经意识到温度调节与身体健康间的重要性。在许多世纪后，James Currie 医师在人体上进行实验以确定各种降温方法对体温、脉搏和呼吸的影响，并且成功通过冷却身体来治疗一些临床疾病。治疗性低温在现代临床医学中的应用已有 200 多年的历史。自 1803 年起，俄罗斯人就开始使用冰雪覆盖患者试图使患者苏醒。著名的 Temple Fay 医师在 1937 年进行了一项将乳腺癌患者体温降到 32 ℃并维持 24 小时的实验：试图阻止癌细胞进一步增殖，这为低温在现代医学的应用奠定了基础。20 世纪早期低温疗法被引入神经外科。20 世纪 50 年代心脏外科医师和神经外科医师开始尝试全身和局部降温，将其作为一种对大脑的保护措施应用于颅脑、脊髓和心脏手术，并在手术室常规使用。到了 20 世纪 70 年代，因中度低温（28 ~ 32 ℃）所带来的潜在并发症使其应用减少。但是 20 世纪 80 年代的研究显示轻度低温比中度低温有更好的风险获益比，临床医师重新开始探索低温治疗的潜在益处。

20 世纪 50 年代，治疗性低温第一次用于院内心脏骤停，4 例心脏骤停复苏后恢复自主循环的患者在接受30～33 ℃的低温治疗后，其中2例恢复良好的神经功能。1959年另外一项研究对19例围手术期心脏骤停的患者进行治疗性低温，发现接受低温治疗患者的存活率显著高于未进行低温治疗的患者。但上述尝试在当时并未能在临床实践中推广应用。直到2002年发表的两项重大临床研究结果显示院外心脏骤停后诱导低温治疗的益处后，美国心脏协会（American Heart Association，AHA）、欧洲复苏委员会（European Resuscitation Council，ERC）以及国际复苏联络委员会（International Liaison Committee on Resuscitation，ILCOR）的指南建议将低温治疗作为院外心脏骤停后昏迷患者保护神经功能的治疗措施，这使得低温治疗在复苏后管理中占据重要的地位。2010年有研究发现恢复自主循环后将体温控制在36 ℃同样可以改善患者神经功能预后。由于不同的降温目标（32～36 ℃）均被证实可以改善心脏骤停患者的预后，“亚低温治疗”“治疗性低温”等低温治疗的概念被统称为“目标温度管理”。目前在欧美的发达国家TTM已广泛应用在心脏骤停后恢复自主循环的成年患者中，但是该技术在国内的普及率不高、实施方法不同，仍需要进一步地推广和规范。此外，TTM 还被应用于新生儿缺氧缺血性脑病，在缺血性卒中、创伤性脑损伤、肝性脑病、感染性休克和急性心肌梗死等其他疾病中的试验性使用也在逐步开展。

三、目标温度管理的重要脏器保护机制

脑组织对缺血、缺氧耐受性十分有限，大脑缺血—再灌注损伤时脑血流量（cerebral blood flow，CBF）和能量代谢可发生显著变化。

脑损伤的机制很复杂，目前主要的病理生理机制为“二次损伤”学说。首先是原发性损伤，心脏骤停时脑缺血、缺氧导致脑细胞死亡，主要包括两种模式，即坏死和凋亡。具体表现为脑组织内兴奋性神经递质谷氨酸和门冬氨酸释放增多、再摄取减少，导致突触后兴奋性氨基酸受体过度刺激，钠水内流使神经元急性肿胀，Ca^{2+} 大量内流，导致细胞内钙超载，钙超载造成线粒体损伤会进一步加重细胞破坏，最终激活细胞凋亡信号

通路，导致脑损伤和神经元细胞死亡；同时由于自由基爆发性增加，脂质分解，导致细胞膜受损、细胞通透性增加，进一步加重脑水肿，导致颅内压升高。临床上患者可出现意识水平下降，等电位脑电图提示患者出现神经功能丧失。

心脏骤停经过抢救恢复自主循环时，再灌注导致继发性损伤。其核心机制是复苏后氧的供需失衡。组织和细胞的损伤常常发生在海马、皮质、小脑、纹状体和丘脑等高代谢、高需氧的脑组织中。具体机制包括微循环障碍、微血栓形成、脑血管收缩、脑血管自动调节能力下降等，导致脑血管阻力增加、CBF 下降，最终出现脑水肿、脑疝形成，甚至脑死亡。或者出现癫痫发作或中枢性高热，约 10%~20% 的患者出现癫痫发作。

治疗性低温的器官功能保护机制复杂多样，可以从临床上脑损伤急性期、亚急性期以及慢性期的 3 个阶段进行阐述：

（1）在脑损伤的急性期，低温治疗主要影响脑组织的代谢、血流以及毒性兴奋性递质的作用。体温每降低 1 ℃，脑新陈代谢将降低 6%~7%，同时会减少 ATP 等高能磷酸化合物的消耗来维持组织 pH 值的平衡，从而减少乳酸生成，以及避免酸中毒的发生；在缺血阶段由于血管闭塞导致脑组织血流的显著减少，随后的再灌注导致充血的发生，低温治疗在延迟充血的同时避免后续脑血流的进行性减少。低温治疗还能避免谷氨酸等毒性兴奋性氨基酸的积聚释放，通过 AMPA 通道等途径减少毒性兴奋性。有研究还发现，低温治疗在急性期还能影响细胞应激反应和分子水平的改变。

（2）在脑损伤亚急性期，细胞凋亡、内源性存活途径、炎症反应与血脑屏障破坏等机制参与其中。此期间许多再灌注相关途径激活导致损伤细胞产生大量活性氧，同时炎症反应在此期激活，血脑屏障破坏导致水肿、出血的发生。低温治疗下调细胞凋亡途径，上调细胞内源性存活途径，极大程度地抑制炎症反应，研究发现轻度低温同样能降低炎症反应，表明了炎症反应对温度是十分敏感的。低温治疗通过保护血脑屏障从而限制脑组织水肿和降低颅内压，轻度至中度低温治疗

（温度在 32 ~ 34 ℃）已被证明可用于降低颅内压，尤其是在创伤性脑损伤患者中还有抗惊厥的作用。

（3）在慢性期，低温治疗显示出的神经修复作用并不明确，研究结果不一致，但在特定条件下，治疗性低温在保护干细胞、促进增殖分化方面有积极作用，可能促进神经的修复。最新研究表明低温通过抑制小胶质细胞的激活，包括小胶质细胞的诱导型一氧化氮合酶和促炎细胞因子的表达和细胞的吞噬活性，从而减轻了神经元的损伤。

除上述机制外，轻度 TTM 对心血管系统的影响包括降低心率和增加全身血管阻力。核心体温每降低 1 ℃，心脏输出量减少 7%，并保持每搏输出量和平均动脉压。此外，它能减少分钟通气量以维持二氧化碳分压处于正常范围。

临床研究中显示出的神经保护效应被认为是上述途径的共同作用结果。但是，TTM 带来益处的同时也会带来一些不良影响，包括电解质和血管内容积改变、心律失常、免疫功能损害、凝血功能改变和感染等，需在临床实践中严密监测、

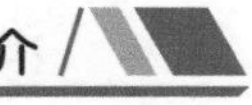

及时发现并处理。因此仍需进一步的研究来评估和提高 TTM 的安全性。

四、TTM 实施的条件

目前有很多种实施 TTM 的方式，包括经静脉快速输注冰生理盐水、体表及血管内反馈降温装置、经鼻降温装置等，甚至近些年来随着体外心肺复苏技术的发展，体外膜肺氧合（extracorporeal membrane oxygenation，ECMO）也成为实施 TTM 的手段之一。TTM 的实施需要训练有素的专业团队，从高效高质量心肺复苏到复苏后的精细化管理，从完备的各种生命支持设备包括 ECMO、低温、血流动力学监测、脑功能监测及血液净化到娴熟的危重监测和治疗技术，对顺利实施 TTM 治疗都至关重要。以 TTM 和体外心肺复苏技术为主导的心脏骤停中心的建立是未来中国急诊心肺复苏发展的方向。

五、TTM 在心脏骤停治疗中的地位

目前的《国际心肺复苏指南》及《中国成人

急危重症脑损伤目标温度管理临床实践专家共识》均建议所有心脏骤停（包括院内心脏骤停和院外心脏骤停）后恢复自主循环的昏迷成人患者，如无禁忌证应该常规实施 TTM 治疗，同时将目标温度范围由原来的 32 ~ 34 ℃调整为 32 ~ 36 ℃，持续时间至少 24 小时，推荐级别均在 Ⅰa 级，充分显示 TTM 在复苏后综合征治疗中的重要作用和地位。虽然 TTM 的治疗有效性和安全性已经在国际范围内达成共识，但人们仍在不断探索 TTM 最合适的治疗温度、最佳低温诱导方法以及开始 TTM 治疗时间窗、维持目标温度的时间、复温速率等，同时复苏后 TTM 的保护机制远未阐明，仍需更加深入的研究。

（北京大学第三医院急诊科　马青变）

参考文献

[1] MYAT A, SONG K J, REA T. Out-of-hospital cardiac arrest: current concepts. Lancet, 2018, 391(10124): 970-979.

[2] ANDERSEN L W, HOLMBERG M J, BERG K M, et al.

In-hospital cardiac arrest: a review. JAMA, 2019, 321(12): 1200-1210.

[3] NOLAN J P, NEUMAR R W, ADRIE C, et al. Post-cardiac arrest syndrome: epidemiology, pathophysiology, treatment, and prognostication. Resuscitation, 2008, 79(3): 350-379.

[4] DONNINO M W, ANDERSEN L W, BERG K M, et al. Temperature management after cardiac arrest: an advisory statement by the advanced life support task force of the international liaison committee on resuscitation and the American heart association emergency cardiovascular care committee and the council on cardiopulmonary, critical care, perioperative and resuscitation. Circulation, 2015, 132(25): 2448-2456.

[5] STUB D, BERNARD S, DUFFY S J, et al. Post cardiac arrest syndrome: a review of therapeutic strategies. Circulation, 2011, 123(13): 1428-1435.

[6] BOHL M A, MARTIROSYAN N L, KILLEEN Z W, et al. The history of therapeutic hypothermia and its use in neurosurgery. J Neurosurg, 2018: 1-15.

[7] BONAVENTURA J, ALAN D, VEJVODA J, et al. History and current use of mild therapeutic hypothermia after cardiac arrest. Arch Med Sci, 2016, 12(5): 1135-1141.

[8] GUNN A J, LAPTOOK A R, ROBERTSON N J, et al. Therapeutic hypothermia translates from ancient history in

to practice. Pediatr Res, 2017, 81(1/2): 202 - 209.
[9] KARNATOVSKAIA L V, WARTENBERG K E, FREEMAN W D. Therapeutic hypothermia for neuroprotection: history, mechanisms, risks, and clinical applications. Neurohospitalist, 2014, 4(3): 153 - 163.
[10] VARON J, ACOSTA P. Therapeutic hypothermia: past, present, and future. Chest, 2008, 133(5): 1267 - 1274.
[11] LASCARROU J B, MERDJI H, LE GOUGE A, et al. Targeted temperature management for cardiac arrest with nonshockable rhythm. N Engl J Med, 2019, 381(24): 2327 - 2337.
[12] WALKER A C, JOHNSON N J. Targeted temperature management and postcardiac arrest care. Emerg Med Clin North Am, 2019, 37(3): 381 - 393.
[13] SEKHON M S, AINSLIE P N, GRIESDALE D E. Clinical pathophysiology of hypoxic ischemic brain injury after cardiac arrest: a "two-hit" model. Crit Care, 2017, 21(1): 90.
[14] PANA R, HORNBY L, SHEMIE S D, et al. Time to loss of brain function and activity during circulatory arrest. J Crit Care, 2016, 34: 77 - 83.
[15] SUGITA A, KINOSHITA K, SAKURAI A, et al. Systemic impact on secondary brain aggravation due to ischemia/reperfusion injury in post-cardiac arrest syndrome: a prospective observational study using high-

mobility group box 1 protein. Crit Care, 2017, 21(1): 247.

[16] RITTENBERGER J C, POPESCU A, BRENNER R P, et al. Frequency and timing of nonconvulsive status epilepticus in comatose post-cardiac arrest subjects treated with hypothermia. Neurocrit Care, 2012, 16(1): 114-122.

[17] YOUN C S, CALLAWAY C W, RITTENBERGER J C, et al. Combination of initial neurologic examination and continuous EEG to predict survival after cardiac arrest. Resuscitation, 2015, 94: 73-79.

[18] POLDERMAN K H. Mechanisms of action, physiological effects, and complications of hypothermia. Crit Care Med, 2009, 37(7 Suppl): S186-S202.

[19] LEE J H, ZHANG J, YU S P. Neuroprotective mechanisms and translational potential of therapeutic hypothermia in the treatment of ischemic stroke. Neural Regen Res, 2017, 12(3): 341-350.

[20] CHOI H A, BADJATIA N, MAYER S A. Hypothermia for acute brain injury: mechanisms and practical aspects. Nat Rev Neurol, 2012, 8(4): 214-222.

[21] YOKOBORI S, FRANTZEN J, BULLOCK R, et al. The use of hypothermia therapy in traumatic ischemic/reperfusional brain injury: review of the literatures. Ther Hypothermia Temp Manag, 2011, 1(4): 185-192.

[22] RASMUSSEN T P, BULLIS T C, GIROTRA S. Targeted

temperature management for treatment of cardiac arrest. Curr Treat Options Cardiovasc Med, 2020, 22(11): 39.

[23] PANCHAL A R, BARTOS J A, CABAÑAS J G, et al. Part 3: adult basic and advanced life support: 2020 American heart association guidelines for cardiopulmonary resuscitation and emergency cardiovascular care. Circulation, 2020, 142(16_suppl_2): S366 - S468.

[24] 中国医师协会急诊医师分会，中国医药教育协会急诊医学专业委员会，成人急危重症脑损伤患者目标温度管理临床实践专家共识组，等. 成人急危重症脑损伤患者目标温度管理临床实践专家共识. 中华急诊医学杂志，2019，28(3)：282 - 291.

◎第二章

目标温度管理的降温技术

有文献报道的降温方式有很多种，包括冰袋、冰帽、冰毯、冷空气毯、静脉输注冰生理盐水、自黏式体表降温毯以及血管内降温等。以冰袋为代表的传统物理降温方法，简单易行，其有效性已被两项著名的 RCT 研究所证实，但缺陷也十分显著。由于缺乏体温反馈控制机制，导致体温控制不精确、波动大甚至过度降温，并发症的发生率高且会明显增加医护人员的工作量，目前主要用于发热患者的物理降温。静脉输注冰生理盐水在院前救治硬件条件受限的情况下，可以用于诱导低温，但是所需的盐水量大，会加重患者的心脏负担，而且单独输注冰生理盐水很难控制降温的速度和目标温度。目标温度管理强调体温管理的精确性和可控性，目前临床上最常用的降温技术是反馈式体表降温和反馈式血管内降温。

一、反馈式体表降温技术

具备自动反馈体温调节功能的降温设备可以提供更加精确的体温控制，在临床上更为适用，是推荐应用的降温方式之一。该设备有自黏式体表降温毯（图2－1），内循环流动冰水或冷空气，将降温毯粘于患者皮肤表面，通过物理交换的方式降低患者体温。具备体温反馈机制的降温系统

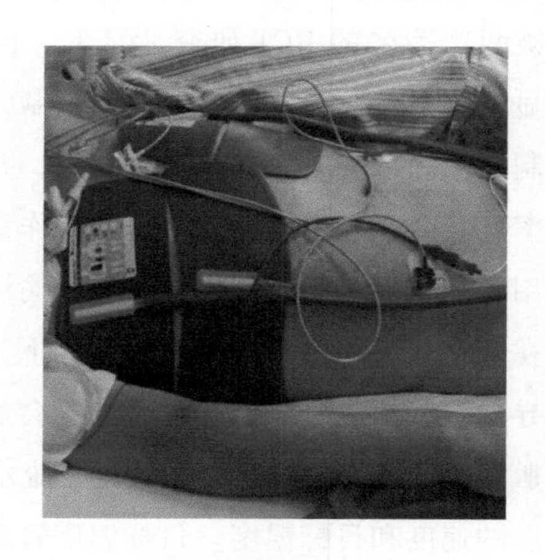

图2－1　自黏式体表降温毯（见书末彩插）

可以迅速将患者体温降至目标温度，并且允许缓慢复温至正常体温。将核心温度监测信息输送至降温设备是自动反馈体温调节机制运行的关键，机器根据设定的目标温度以及反馈的患者核心温度自动调节毯内的水温。自黏式体表降温毯使用特殊的材质，长时间黏附在皮肤表面不易引起皮肤损伤，同时还能够在需要时反复揭开，进行体格检查和诊疗操作。

二、反馈式血管内降温技术

血管内降温技术需要将低温导管置于大静脉内，静脉通路可以选择股静脉、颈内静脉或锁骨下静脉，导管尖端有2~3个水囊，水囊与患者血液不相通，与体外机器组成闭合回路，循环流动冰生理盐水，通过物理交换的方式达到调节体温的目的（图2-2、图2-3）。同样，降温设备需要具有自动反馈体温调节机制。血管内降温技术的降温速率可达到1.5~4.5 ℃/h。血管内降温是目前推荐的另一种降温方式。

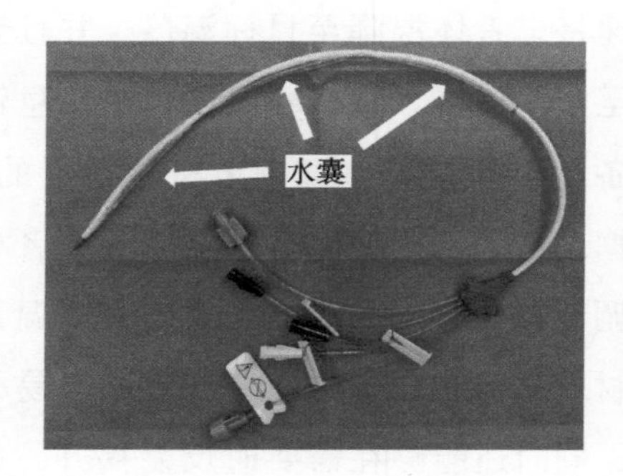

图2-2　低温导管（见书末彩插）

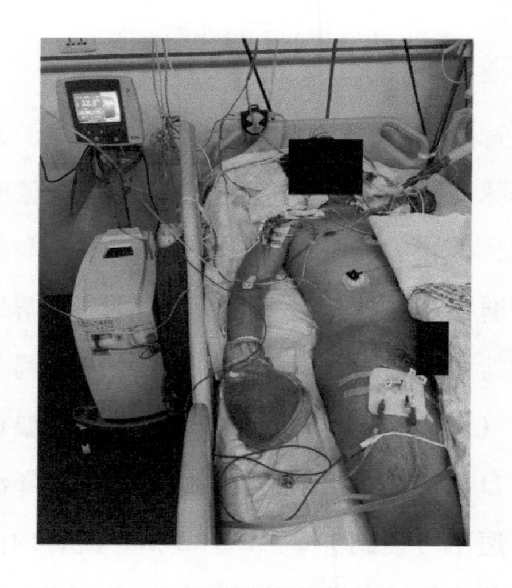

图2-3　血管内降温（见书末彩插）

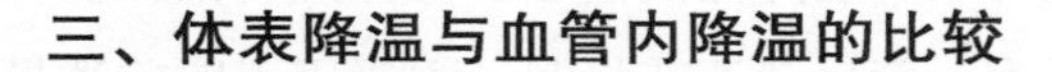

三、体表降温与血管内降温的比较

目前尚无研究表明反馈式的体表降温和血管内降温方式在提高患者生存率和改善神经功能预后方面存在差异，因此指南并无最佳降温方式的推荐。临床上选择降温方式时，一方面要结合当地的硬件设备与技术条件；另一方面要了解每种降温方式的优缺点，不同患者适用的降温方式可能不同。体表降温简便易行，启动时间短，相对无创，但体温控制不精确、波动大，且寒战的发生率较高，存在发生皮肤损伤并发症的可能。血管内低温体温控制精确，但需要穿刺深静脉及放置低温导管，可能存在穿刺及置管相关的并发症，同时启动降温治疗的时间可能会延迟。

四、其他降温技术

体外循环低温技术已经开始用于心脏骤停的患者，但这种技术仅能在具备体外循环设备及训练有素团队的条件下方可使用。新型鼻腔冷却系统，旨在早期和快速启动低温治疗，已有研究表明它可以有效降低院前心脏骤停患者的体温，但是没有温度反馈调节机制，主要用于院前诱导低温。有报道，应用持续性肾脏替代治疗诱导和维持亚低温。

降温手段有很多，而且新的手段不断涌现，每种降温方式各有优缺点。在目标温度管理的3个阶段保证精确控温非常关键，尤其是复温期，因为被动、不可控的复温对患者是有害的。低温设备的发展应致力于改进监测体温及控温的准确性，可使心脏骤停患者的目标温度管理更为安全且易于实施。

（北京大学第三医院急诊科　杜兰芳）

参考文献

[1] ARULKUMARAN N, SULEMAN R, BALL J. Use of ice-cold crystalloid for inducing mild therapeutic hypothermia following out-of-hospital cardiac arrest. Resuscitation, 2012, 83(2): 151 – 158.

[2] KLIEGEL A, JANATA A, WANDALLER C, et al. Cold infusions alone are effective for induction of therapeutic

hypothermia but do not keep patients cool after cardiac arrest. Resuscitation, 2007, 73(1): 46-53.

[3] DE FAZIO C, SKRIFVARS M B, SØREIDE E, et al. Intravascular versus surface cooling for targeted temperature management after out-of-hospital cardiac arrest: an analysis of the TTH48 trial. Crit Care, 2019, 23(1): 61.

[4] KIM K H, SHIN S D, SONG K J, et al. Cooling methods of targeted temperature management and neurological recovery after out-of-hospital cardiac arrest: a nationwide multicenter multi-level analysis. Resuscitation, 2018, 125: 56-65.

[5] DEYE N, CARIOU A, GIRARDIE P, et al. Endovascular versus external targeted temperature management for patients with out-of-hospital cardiac arrest: a randomized, controlled study. Circulation, 2015, 132(3): 182-193.

[6] TØMTE Ø, DRÆGNI T, MANGSCHAU A, et al. A comparison of intravascular and surface cooling techniques in comatose cardiac arrest survivors. Crit Care Med, 2011, 39(3): 443-449.

[7] LINDSAY P J, BUELL D, SCALES D C. The efficacy and safety of pre-hospital cooling after out-of-hospital cardiac arrest: a systematic review and meta-analysis. Crit Care, 2018, 22(1): 66.

[8] TOMMASI E, LAZZERI C, BERNARDO P, et al. Cool-

ing techniques in mild hypothermia after cardiac arrest. J Cardiovasc Med (Hagerstown), 2017, 18(7): 459 - 466.

[9] ALZAGA A G, CERDAN M, VARON J. Therapeutic hypothermia. Resuscitation, 2006, 70(3): 369 - 380.

[10] MODY P, KULKARNI N, KHERA R, et al. Targeted temperature management for cardiac arrest. Prog Cardiovasc Dis, 2019, 62(3): 272 - 278.

◎第三章

核心温度监测技术

体热的房室模型将人体划分为处于动态平衡的核心室和外周室。体热主要由核心室产生。核心室包括躯干和头，其特点是灌注良好、代谢活跃，各部分温度相对一致（温差不超过1 ℃）。核心温度是反映机体代谢和灌注的重要指标。体热总量变化时，核心室各部分很快能达到平衡。外周室主要指四肢，各部分温度易受环境影响。正常情况下外周室的温度通常比核心温度低2～4 ℃，这个差值称为“核心—外周温度梯度”，其大小主要取决于分流血管舒缩状态和环境温度。

脑容积仅占人体容积的2%，但其耗氧量占全身所有器官的20%。神经元活动消耗的能量均转化为热能，故产热增加是脑代谢活动的基本特征之一。正常静息状态下，脑内产热与散热平衡，脑温稳定。正常脑组织热量主要来源于循环血液供热和组织代谢产热。散热方式主要有传导、对流、辐射和蒸发，蒸发散热部位主要在湿润的口腔和鼻腔黏膜。由此，周围环境的温度、湿度、空气流动速度均影响脑温。

脑缺血再灌注后，脑细胞能量代谢障碍，有氧代谢向无氧代谢转变，乳酸堆积，局部循环障碍，散热减少；大量神经递质释放、自由基产生，耗氧急剧增加，加重脑组织缺氧；脑高温继而引起脑细胞能量代谢增高，恶性循环，加重脑损伤。

对于心脏骤停后昏迷的患者来说，进行目标温度管理的关键是降低脑温，终极目标为降低脑代谢，以期减小脑损伤。故控制脑温是改善预后的一个关键因素。脑温不完全等同于体温，但脑温与核心体温之间是有相关性的，可以通过其他部位温度测量间接观察脑温。对于目标温度管理来说，温度监测技术至关重要，我们可以借以维持体温按照设定的目标平稳变化或维持目标温度稳定，以求准确地、精细化实现目标温度管理的全过程。理想的核心温度监测设备，应当操作简便、安全、耐受性好、测量迅速而准确，且能持续监测并连接温度反馈调节系统。以下逐一为大家介绍各种核心温度监测技术。

一、脑温监测

直接测量获得脑温的方法分为有创性测量和无创性测量。

1. 有创性脑温测量

有创性脑温测量主要包括脑内探针置入及经脑脊液测量两种方法。市售有商品化的颅内压—脑温监护仪。操作时，通常需要去除一块颞骨或眶骨以放置探针。颅骨去除导致局部脑组织暴露于室温，脑脊液丢失破坏脑内环境的平衡，影响测量结果。同时，探针置入会引起局部损伤和炎性反应，还有不可避免的并发症就是脑脊液漏。故有创脑温测量并未广泛应用，主要用于实验和科学研究。

2. 无创性脑温测量

目前 MRI 被认为是无创的、可广泛应用的脑温监控方法。基于水质子共振频率或质子化学位移的温度依赖性，成像后测定脑内温度及对比前后变化，与置入电极测量的脑温有良好相关性，测量精确度较高，可监测脑温变化的最小温差是0.09 ℃。

临床上除脑外伤术后的患者外，多数患者是不能直接测量脑温的。MRI 虽无创，但检查流程复杂，费用昂贵，且既不能够进行连续监测，也不能进行温度反馈。

二、鼓膜测温

鼓膜测温是一种新型体温测量技术。由于鼓膜的血液供应来自于丘脑下部，反映了脑的温度，通过测量鼓膜的温度，可准确快速地反映脑温。既往多项研究已证实，脑温和鼓膜温度一致性较好，而与血温、食道、鼻咽温等有一定差异（可达1~3 ℃）。

鼓膜测温通常使用红外鼓膜测温计进行。测量时，先清洁外耳道，将耳向上轻拉，使测温计探头轻轻插入耳道处于水平位置，轻按测量开关，1 秒后取出，检视读数。先测量左耳，再测量右耳。分别记录左右耳的温度值，取平均值。

鼓膜测温优点是与脑温一致性好，属于非侵入性方法，安全、快速易获得，可重复性高，适合院前使用，但精确性稍差，且难以实时监测并对降温系统进行温度反馈。外耳道的叮咛阻塞可能会影响读数。同时，测量鼓膜温度的时候应避免对面部进行降温，因为这会使测得的鼓膜温度下降。

三、血管内导管测温

既往的血管内导管，特别是肺动脉导管测得的血温被认为是核心体温的金标准，经常用作其他测量方法的参考。现阶段可以通过各种带有温度测量探头的血管内导管，如肺动脉导管、PiCCO 导管（股动脉置管）等监测核心体温。方法非常简单，按照常规放置肺动脉导管或动脉导管，连接相应模块或监护仪，即可连续监测血液温度。

四、食管测温

食管测温是通过将专用的食管测温探头置入

食管内用于体温测定的方法。

食管测温所测得的温度与测温探头所在位置深浅关系较大。当温度探头置于食管上段，所测温度容易受气道影响。而食管中下段距离心房较近，所测温度与血温接近。故通常将食管测温探头放置于食管中下 1/3 的位置。

五、膀胱测温

膀胱是监测核心温度的一个理想部位。只需放置带有测温功能的导尿管即可。

膀胱测温简便安全、可连续监测。膀胱温度与直肠温度变化基本一致，与血温有高度相关性，基本上能反映机体核心温度的变化情况。但在目标温度管理的降温期间，体温变化幅度较大、速度较快，膀胱温度在降温期间明显高于血温，复温时可能略低于血温，表明膀胱温度的变化滞后于血温。这说明低温过程中，机体的热平衡需要一个过程，单纯监测血温无法准确反映整个机体的体温状态，还需要全面监测其他部位的核心温度，以便正确反馈，调整目标温度管理的进程。

六、直肠测温

可以使用肛温计或专用的直肠测温探头置入直肠进行测温。直肠测温前，患者可采取仰卧、侧卧或俯卧位，将肛温计甩至35 ℃以下，以润滑剂润滑肛温计水银球端，将其轻轻插入肛门3～4 cm，测量3分钟后取出并读数。清洁后消毒。

直肠测温的缺点是受到排便的影响，可能会产生误差。在患者清醒时耐受性较差。同时，与血温相比，直肠温度的变化略滞后于血温变化，而与膀胱温度相关性良好。

（北京大学第三医院急诊科　李姝）

参考文献

[1] CHEN W X. Thermometry and interpretation of body temperature. Biomed Eng Lett, 2019, 9(1): 3－17.

[2] MADDEN L K, DEVON H A. A systematic review of the effects of body temperature on outcome after adult traumatic brain injury. J Neurosci Nurs, 2015, 47(4): 190－203.

[3] LIM C L, BYRNE C, LEE J K. Human thermoregulation and measurement of body temperature in exercise and clinical settings. Ann Acad Med Singap, 2008, 37(4): 347 – 353.

[4] SESSLER D I. Temperature monitoring and perioperative thermoregulation. Anesthesiology, 2008, 109(2): 318 – 338.

◎ 第四章

目标温度管理

尽管对于心脏骤停患者来说，最理想的目标温度尚未有定论，仍需进一步研究确定，但目标温度管理被证实确实能够使心脏骤停患者获益。在实施过程中，我们将目标温度管理分为经典的4个阶段，即降温期、维持期、复温期及控温期（图4－1）。

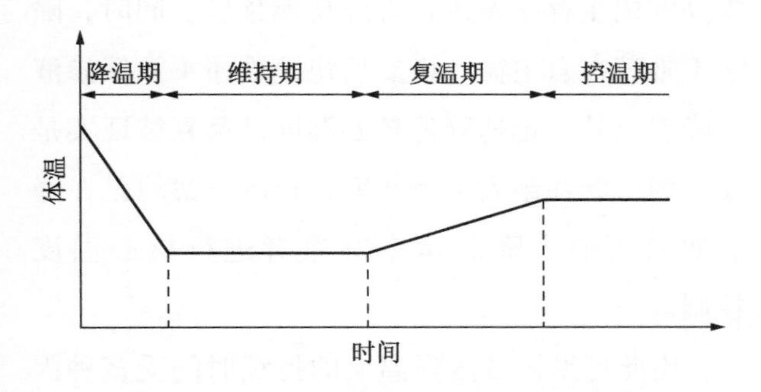

图4－1　目标温度管理的4个阶段

一、降温期

降温期，也称为诱导期（induction phase），指从当前体温开始降温到达目标温度的阶段。

发生心脏骤停至启动目标温度管理或达到目标温度的时间间隔对患者预后有直接影响。动物实验表明，越早开始实施目标温度管理，生存率越高，脑损伤越轻。多项临床实验已证实，越晚达到目标温度，患者的院内死亡风险越高、出院后神经功能预后越差。我们应该在院前甚至在自主循环恢复前即利用各种手段对患者进行降温，这样能够缩短达到目标温度所需时间，并且能够提高院内生存率及改善神经功能预后。同时，除了不推荐在自主循环恢复后快速输注 4 ℃ 等渗液体降温以外，迅速降低核心温度已反复被证实是安全的。既往绝大多数研究选择的方案均是在降温期采用最大降温速率对患者进行核心温度控制。

由此可见，虽然降温期的持续时间受多种因素影响，如初始温度、目标温度、启动目标温度

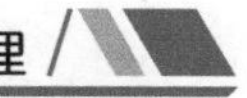

管理的时间、降温途径、降温系统是否设置温度反馈体系、寒战控制是否满意等，我们仍应当尽早使用各种手段开始降温。采取降温效率最优的方式，以最快降温速度，缩短达到目标温度的时间。此阶段持续时间通常为 1～2 小时。

即降温要快。

二、维持期

维持期（maintenance phase）指使用带有温度反馈体系的体表或血管内降温装置维持目标温度稳定的阶段。

所有心脏骤停后恢复自主循环的昏迷成年患者，都应采用目标温度管理，最佳持续时间为至少 24 小时。对目标温度管理的研究，所采取的目标温度大多集中于 32～34 ℃这一温度范围，并且发现采取这一治疗的患者神经功能预后有所改善。2015 年有一项发表在《新英格兰杂志》的高质量研究对比了 36 ℃和 33 ℃这两种目标温度，发现患者的预后相近。所以总体说来，目标温度管理能够使患者获益，故临床医师可以从一个较宽的范围内选择目标温度，取决于临床医师的偏好或其他临床因素。但仍然建议选定一个单一的目标温度来实施目标温度管理。

即维持要稳。

三、复温期

复温期（rewarming phase）指按照设定的复温速率逐渐将体温从目标温度有控制地恢复到正常体温范围的阶段。

曾有回顾性研究对比了复温速度≥0.5 ℃/小时和<0.5 ℃/小时的患者，发现预后不良与复温速度快相关，而与复温方法无关。因为电解质浓度、有效循环血量及代谢率会在体温变化时突然发生巨大变化。《2015 欧洲复苏委员会指南》推荐缓慢复温，速率为0.25 ~0.5 ℃/h。

即复温要慢。

四、控温期

控温期（temperature control）指复温期结束后，继续控制体温在安全范围，避免出现复温后

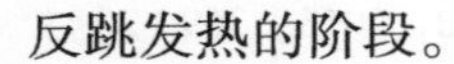

反跳发热的阶段。

复温后反跳发热的发生率在40%左右。复温后若出现发热，可能会加重神经损伤，这与心脏复苏后综合征及预后不良相关。但另有研究表明，复温后反跳发热与生存率及神经功能预后不相关，仅当反跳发热为高热，方与神经功能预后不良相关。虽然目前的研究结论仍有争议，由于控制体温避免发热相对有益，所以《2015年AHA心肺复苏指南》建议在自主循环恢复后48~72小时避免患者出现发热。可见这一阶段持续的时间可能要比维持期更长。但影响患者神经功能预后的体温阈值及复温后温度管理持续的时间尚待进一步研究。

即控温要久。

（北京大学第三医院急诊科　李姝）

参考文献

[1] NIELSEN N, WETTERSLEV J, CRONBERG T, et al. Targeted temperature management at 33 ℃ versus 36 ℃

after cardiac arrest. N Engl J Med, 2013, 369 (23): 2197 -2206.

[2] European Resuscitation Council. European Resuscitation Council Guidelines 2015. [2015-10-15]. http://www.cprguidelines.eu.

◎第五章

心脏骤停后目标温度管理临床实践方案

一、目标温度管理的启动

目标温度管理的启动见图 5－1。

1. 目标温度管理的实施决定

心脏骤停患者经过心肺复苏自主循环恢复后，如果自主意识未恢复，主管医师就应该根据适应证和禁忌证评估是否实施目标温度管理。

心脏骤停复苏后目标温度管理的适应证：

① 心脏骤停复苏后自主循环恢复；

② 自主循环恢复后 1 小时 GCS 评分 <8 分；

③ 核心温度 >36 ℃；

④ 血流动力学稳定，无论有无外界支持因素（如血管活性药物或主动脉内球囊反搏）。

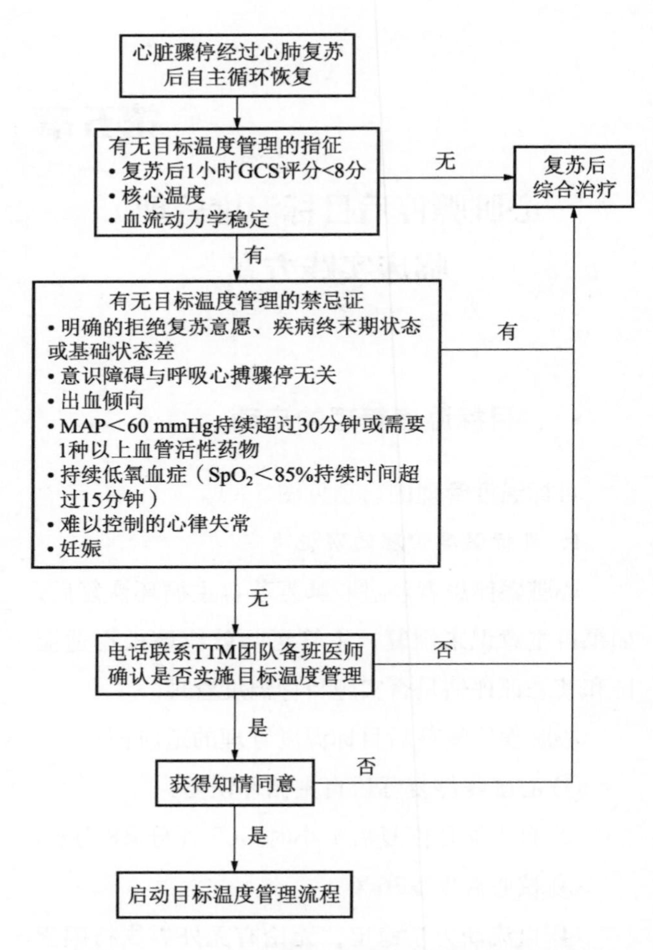

图 5－1　心脏骤停复苏后目标温度管理启动流程

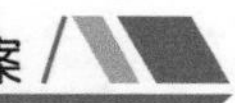

心脏骤停复苏后目标温度管理的禁忌证：

① 明确的拒绝复苏意愿、疾病终末期状态或基础状态差（如长期透析、日常生活不能自理）；

② 意识障碍与呼吸心搏骤停无关（中毒、创伤、脑血管病等）；

③ 出血倾向：活动性出血、INR >1.7、APTT >1.5 倍参考值、PTL $<50\times10^9$/L；

④ MAP < 60 mmHg 持续超过 30 分钟或需要 1 种以上血管活性药物；

⑤ 持续低氧血症，SpO_2 <85% 持续时间超过 15 分钟；

⑥ 难以控制的心律失常；

⑦ 妊娠。

经过主管医师初步评估后，对于存在禁忌证的患者，不考虑实施 TTM，继续复苏后的常规治疗。对于符合 TTM 指征者，电话联系 TTM 团队的备班医师。北京大学第三医院急诊科的 TTM 团队实施 7 × 24 小时备班（on call）制度，每天均有两名主治医师或以上职称且具备独立实施 TTM 能力的医师备班。备班医师接到电话后，根据患者的病情决定是否实施 TTM。

2. 目标温度管理的知情同意

TTM 团队备班医师确认实施 TTM 后，由主管医师向患者家属说明 TTM 治疗的主要目的、操作流程、相关的获益和风险、医疗费用等问题，并取得知情同意签字。

知情同意书告知的主要内容包括：

为减轻脑组织及全身多系统损伤，提高患者生存率，改善神经系统功能，患者需接受亚低温治疗，但治疗可能导致：① 治疗过程中病情加重恶化；② 患者病情无法耐受，治疗被迫终止；③ 留置降温导管过程中出血、损伤周围组织结构、局部感染；④ 血管内导管相关感染、血栓、栓塞；⑤ 低温相关性功能障碍，包括电解质紊乱、血流动力学不稳定、心律失常等；⑥ 治疗后出现反跳性高热；⑦ 皮肤、软组织冻伤；⑧ 治疗费用高；⑨ 治疗后患者神经系统功能改善不明显；⑩ 其他不可预知的情况。

3. 启动目标温度管理团队

患者家属签字同意后，主管医师电话通知

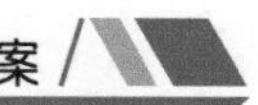

TTM 团队备班医师，确认本次 TTM 的负责医师。

备班医师通知实施 TTM 治疗的相关人员（医师、护士）前往医院。

二、目标温度管理实施前准备

（一）患者的准备

1. 完善相关的检验和检查（主要提供患者的基线治疗，用于 TTM 治疗期间的监测；包括血常规、电解质、动脉血气分析、凝血功能）。

2. 确定目标温度管理的治疗计划

① 确定降温方式：根据患者的病情、治疗单位的经验和硬件条件确定目标温度管理方式。推荐使用具有反馈条件功能的目标温度管理设备。

② 确定目标温度：根据患者的病情和治疗单位的经验确定目标温度。目前对于心脏骤停复苏后患者 TTM 最佳的目标温度尚无统一的意见，指南推荐将核心温度控制在 32 ~ 36 ℃。

③ 确定目标温度的维持时间：根据患者的病情和治疗单位的经验确定目标温度的维持时间。目前对于心脏骤停复苏后患者 TTM 的最佳目标温

度维持时间尚无统一的意见，国际心肺复苏指南推荐至少维持24小时。

3. 机械通气（必需）

① 气管插管机械通气。

② 关闭呼吸机的加温湿化装置，或使用湿热交换器（HME）。

4. 放置核心温度监测装置（必需）

在TTM治疗期间，通常建议至少放置两个核心温度监测装置（其中一个用于带反馈调节功能的TTM设备的控温治疗，另一个用于监测核心温度），避免单一核心温度监测装置测量出现差错和故障时导致的不良后果。

① 血液温度：通常使用血管内降温设备时，其配套的降温导管带有温度传感器直接测量血温用于控温治疗。也可以通过放置PiCCO等带有温度传感器的血管内导管，连接监测设备测量血温。

② 膀胱温度：经尿道置入带有温度传感器的导尿管，连接监测设备测量膀胱温度。对于无尿或少尿的患者不适用。

③ 食道温度：经鼻置入带有温度传感器的胃

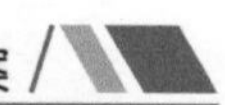

管，固定后连接监测设备测量食道温度。治疗期间经胃管注入水或药物时，可能影响温度的测量。

④ 鼓膜温度：经外耳道置入带有温度传感器的耳塞，连接监测设备测量鼓膜温度。

⑤ 直肠温度：经肛门置入带有温度传感器导管，固定后连接监测设备测量直肠温度。由于测温导管不易固定，在患者改变体位、排便等情况时易移位或脱出导致温度测量不准确，目前临床上并不常用。

5. 使用精确计量尿袋（必需）

留置导尿管后，需连接精确计量的尿袋。由于接受目标温度较低的（如 32～34 ℃）目标温度管理的患者，在低体温时由于“冷利尿”的作用，可能出现尿量增多，导致容量和电解质水平的紊乱，因此需要精确测量每小时的尿量。

6. 脑电双频指数（bispectral index，BIS）监测（建议）

① 在监护设备上安装 BIS 模块；

② 正确粘贴 BIS 传感器；

③ 将 BIS 传感器通过专用电缆和信号转换器

连接至测量模块；

④ 开始监护；

⑤ 注意事项

A. 监测 BIS 的过程中，必须实施实时关注信号质量指数（SQI）。SQI 反映 BIS 等测量数值的可靠性：SQI < 15%，无法获取数值；SQI 15% ~ 50%，测量数值不可靠；SQI 50% ~ 100%，测量数值可靠。

B. 监测 BIS 的过程中，必须实施实时关注肌电活动（EMG）。EMG 数值反映了肌肉活动的电功与高频伪差。EMG < 55 分贝，是可接受的 EMG；EMG≤30 分贝，是最佳的 EMG（注意：最小可能的 EMG 约为 25 分贝）。

7. 中心静脉导管（必需）

经 Seldinger 技术放置中心静脉导管，通常用于监测中心静脉压力或配合 PiCCO 导管实时监测血流动力学状态。部分患者可以用于静脉输液的主要通道。

注意事项：对于接受目标温度管理的患者（尤其是血管内目标温度管理），往往需要放置多

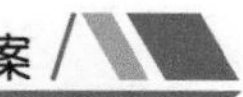

根血管内导管，因此必须谨慎选择放置导管的类型和部位。

8. PiCCO 导管（建议）

经 Seldinger 技术放置股动脉 PiCCO 导管，主要用于实时监测血流动力学状态。接受目标温度较低的（如 32～34 ℃）目标温度管理的患者，在降温诱导期和复温期时血流动力学容易出现波动，因此对于刚刚开展该技术的单元建议实时监测。

9. 桡动脉压力监测导管（建议）

穿刺桡动脉放置动脉压力监测导管，主要用于实时监测动脉压力，同时由于接受目标温度管理的患者往往需要频繁采集动脉血标本进行血气分析，因此放置动脉压力监测导管还便于采集动脉血标本。

（二）治疗场所的准备

1. 协调监护单元的床位

① TTM 负责医师协调急诊监护病房（EICU）的床位，将患者尽快（1 小时内）收住院。

② 由于心脏骤停患者的 TTM 需要在严密的监护条件下进行，因此应该将患者安置在具备全面

的、高水平的监护治疗单元进行治疗，同时尽可能减少外界因素的干扰（如患者频繁的周转、家属的探视等）。

③ 拟开展心脏骤停复苏后 TTM 治疗的医疗机构，应该制定此类患者的特殊收治治疗，能够保证在最短的时间内腾出监护治疗单元的床位以安置患者。

④ 收治接受 TTM 的监护治疗单元必须具备足够的床位面积，以保证床位周边各种治疗设备的安放，同时还便于医护人员的操作。

2. 常规监护治疗设备的准备

① 根据患者情况准备监护仪、呼吸机、微量泵等治疗设备。

② 下调房间空调的温度，以减少环境温度对 TTM 的影响。

③ 下调呼吸机的加温系统的温度，以减少吸入气体温度对 TTM 的影响。

（三）医护人员的准备

1. 确定当班 TTM 的负责医师和护士

一旦开始 TTM，需要进行大量的临床操作

 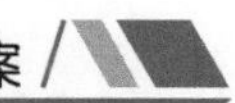

(包括穿刺、置管、采血等),必须安排至少一名医师和一名护士负责患者的监护和治疗。

整个 TTM 的治疗时间可能长达 48~72 小时,尤其是在低温诱导、低温维持和复温阶段,可能出现目标温度管理相关的并发症,需要经过专门训练和有 TTM 经验的医师和护士完成此项工作。

2. 确定后续各班次 TTM 的负责医师和护士

一旦确定 TTM 的实施,需要尽快安排后续各个班次(尤其是夜班)的医护人员,尽早调整班次。

(四)目标温度管理设备和耗材的准备

根据所选择的 TTM 方式准备相应的设备和耗材。

1. 血管内降温(以 Coolgard 为例)

① 放置血管内降温导管:经股静脉放置专用的血管内降温导管。

② 将 Coolgard 安置在床旁,检查冷却剂液面,接通电源,开机并完成自检。

③ 连接温度传感器探头。

④ 按照说明安装并连接启动套件。

⑤ 预充管理并排气。

⑥ 将启动套件管道与血管内降温导管相连接。

⑦ 设置目标温度 34 ℃，降温速率为最大速率。

⑧ 启动设备，开始治疗。

2. 体表降温（以 ArcticSun 为例）

① 放置体表降温垫：按照说明在患者体表粘贴能量传递垫。

② 将 ArcticSun 安置在床旁，检查冷却剂液面，接通电源，开机并完成自检。

③ 连接温度传感器探头。

④ 将设备管道与能量传递垫的导管相连接。

⑤ 设置目标温度34 ℃，降温速率为最大速率。

⑥ 启动设备，开始治疗。

三、目标温度管理的实施

1. 低温诱导期

① 持续监测心率/心律、有创动脉压、外周血氧饱和度。

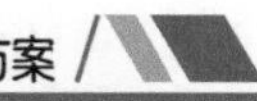

② 持续监测膀胱温度。

③ 每 1 小时监测尿量。

④ 每 1 小时检查目标温度管理设备的工作状态。

⑤ 每 2 小时复查动脉血气分析 + 乳酸 + 离子分析。

⑥ 每 2 小时复查末梢血糖。

⑦ 每 2 小时复查心电图（注意 QT 间期）。

⑧ 每 4 小时复查血常规、血生化（肝功能、肾功能、心肌酶、电解质）、凝血功能。

⑨ 镇静治疗（至少选用一种药物）：咪达唑仑：负荷量 1 ~ 4 mg，维持量 1 ~ 7 mg/h；芬太尼：负荷量 50 μg，维持量 25 ~ 400 μg/h；丙泊酚：5 μg/(kg · min) 开始，维持量 8 ~ 40 μg/(kg · min)。

⑩ 神经肌肉阻滞剂：如果患者出现寒战，且镇静药物无法有效抑制寒战，则给予神经肌肉阻滞剂。选择能够抑制寒战反应的最小剂量。通常无须持续给药，间断给药寒战反应被抑制后即可。

罗库溴铵：首剂给予0.6 mg/kg，根据寒战反应抑制的情况决定是否需要追加剂量。如果需要持续给药，剂量为5～10 μg/(kg·min)。

⑪ 根据尿量和血流动力学状态，给予补液或利尿。

⑫ 维持电解质在正常范围。

2. 低温维持期

① 持续监测心率/心律、有创动脉压、外周血氧饱和度。

② 持续监测膀胱温度。

③ 每1小时监测尿量。

④ 每1小时检查目标温度管理设备的工作状态。

⑤ 每2小时复查末梢血糖。

⑥ 每4小时复查心电图（注意QT间期）。

⑦ 每4小时复查动脉血气分析+乳酸+离子分析。

⑧ 每4小时复查血常规、血生化（肝功能、肾功能、心肌酶、电解质）、凝血功能。

⑨ 镇静治疗。

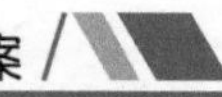

3. 复温期

达到计划的目标温度维持时间后，开始复温。

① 设置目标温度37 ℃，复温速率为0.1 ℃/h。

② 持续监测心率/心律、有创动脉压、外周血氧饱和度。

③ 持续监测膀胱温度。

④ 每1小时监测尿量。

⑤ 每1小时检查目标温度管理设备的工作状态。

⑥ 每2小时复查动脉血气分析+乳酸+离子分析。

⑦ 每2小时复查末梢血糖。

⑧ 每2小时复查心电图（注意QT间期）。

⑨ 每4小时复查血常规、血生化（肝功能、肾功能、心肌酶、电解质）、凝血功能。

⑩ 镇静药物减量或停用。

⑪ 停用神经肌肉阻滞剂。

4. 正常体温维持期

患者核心温度达到37 ℃时，需要维持正常体温24～48小时。

① 持续监测心率/心律、有创动脉压、外周血氧饱和度。

② 持续监测膀胱温度。

③ 每1小时监测尿量。

④ 每1小时检查目标温度管理设备的工作状态。

⑤ 每2小时复查末梢血糖。

⑥ 每4小时复查心电图（注意QT间期）。

⑦ 每4小时复查动脉血气分析+乳酸+离子分析。

⑧ 每4小时复查血常规、血生化（肝功能、肾功能、心肌酶、电解质）、凝血功能。

⑨ 正常体温维持期需要监测目标温度管理设备的工作状态，如果设备持续处于“降温”的状态，说明停用设备后患者将出现发热，需要延长正常体温维持期的持续时间。

（北京大学第三医院急诊科　郑康）

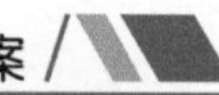

参考文献

[1] CALLAWAY C W, DONNINO M W, FINK E L, et al. Part 8: post-cardiac arrest care: 2015 American heart association guidelines update for cardiopulmonary resuscitation and emergency cardiovascular care. Circulation, 2015, 132(18 Suppl 2): S465 – S482.

[2] KUPCHIK N L. Development and implementation of a therapeutic hypothermia protocol. Crit Care Med, 2009, 37(7 Suppl): S279 – S284.

◎第六章

脑血管病的目标温度管理

目标温度管理已经广泛用于心脏骤停复苏后昏迷的患者，试图减少神经损伤和改善神经功能预后。TTM 用于脑血管疾病，如急性缺血性脑卒中（acute ischemic stroke，AIS）、脑出血（intracerebral hemorrhage，ICH）或蛛网膜下腔出血（subarachnoid hemorrhage，SAH）的证据却比较有限。

一、何时启动 TTM 治疗

发热是急性缺血性卒中、脑出血和蛛网膜下腔出血患者的常见并发症。在一项对脑损伤患者发热的回顾性研究中，51% 的患者出现发热，其中创伤性颅脑损伤（traumatic brain injury，TBI）患者的发生率为 60%，动脉瘤性 SAH 为 54%，ICH 为 50%，AIS 为 37%。神经源性发热可能造

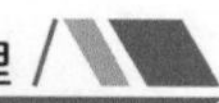

成脑代谢增加、脑缺血损伤加重、颅内压升高等问题，从而导致患者神经功能预后不良。因此应该对急性脑血管病患者，尤其是重症患者进行核心体温的管理，并根据继发神经损伤的风险来决定 TTM 的干预强度。当患者的核心体温≥37.5 ℃时应开始考虑体温控制，如果初始药物降温治疗在给药后 1 小时后仍然没有使核心温度下降至 37.5 ℃以下，应该立刻启动 TTM。即使是存在感染性发热的可能性，也应该在诊断和治疗感染的同时，立即启动 TTM 治疗。

二、如何实施 TTM 治疗

1. 降温方法和设备的选择

药物常常是首选的温度控制措施，但往往效果欠佳。物理降温也是有效措施，但是常常会受到人力的限制。为确保患者核心温度下降速度和波动幅度的可控性，推荐选择具有温度反馈调控系统的新型降温装置实施 TTM 治疗，包括体表和血管内降温设备，以保证在 TTM 治疗的全过程中精确调控患者核心温度。

2. 目标温度的设置

急性脑血管病患者一旦出现发热常常提示神经功能预后不良，降低核心温度可以降低脑代谢率、减轻脑水肿、降低颅内压，改善缺血再灌注损伤，从而发挥神经保护作用。对于急性缺血性卒中，有多项 RCT 研究结果发现低温治疗在降低患者病死率和保护神经功能方面未表现出确切疗效。对于颅内出血患者的 TTM 治疗，相关的研究证据质量较低。因此对于急性缺血性卒中、脑出血和蛛网膜下腔出血患者，应该根据继发性神经损伤的风险决定 TTM 的目标温度，建议至少维持核心温度为 36.5 ~37.5 ℃，并根据患者的治疗反应性动态调整 TTM 的目标温度。

3. 目标温度的持续时间

关于脑血管疾病患者的 TTM 维持时间，应根据患者的临床情况、病理生理状态和治疗效果综合决定，同时根据脑损伤程度以及患者对于治疗的反应性评估治疗疗程。只要潜在的继发性神经损伤能够通过 TTM 获得改善，就应该持续 TTM 治疗。

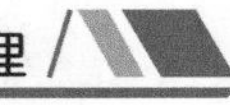

4. 复温

缺乏充分评估、过早或过快地复温，会导致多种继发神经损伤的反复，因此复温时机需根据患者神经损伤程度谨慎选择。决定何时开始复温，需要结合下列条件综合考虑：治疗是否有效、脑组织的顺应性是否改善、脑血流调节功能是否改善、并发症的严重程度。复温时患者核心温度的上升速度要缓慢，通常使温度每 12 小时升高 0.5 ℃，若出现病情反弹，则要考虑重新降温或减慢复温速度至每 24 小时升高 0.5 ℃，必要时停止复温。在复温后应该继续控制核心体温在 37.5 ℃以下，并至少持续 72 小时，避免体温反跳和颅内压的再次升高。

三、脑温的监测

脑温升高会加重脑损伤，因此监测并控制脑温是减轻神经损伤和改善神经功能预后的关键因素之一。脑温的连续监测是困难的，属于有创性操作，临床应用受到限制。目前临床多采用核心体温替代脑温。核心体温监测对于有效识别、监测和治疗神经源性发热非常重要，在 TTM 治疗期间需连续监测。

四、颅内压的监测

脑血管疾病时脑水肿会导致颅内压升高、脑中线结构位移甚至脑疝，与患者的预后密切相关。在 TTM 治疗期间，必须监测颅内压的变化，及时发现和处理脑水肿，从而保证良好的脑灌注。目前的颅内压监测手段包括临床表现、眼底检查、头颅 CT 和 MRI 影像学检查、腰椎穿刺术以及有创颅内压监测等，其中 CT 和 MRI 等影像技术虽然能够评估脑水肿的程度及部位，但是并不能进行量化，也不能做到实时、床旁和动态监测颅内压。有创的颅内压监测通常根据穿刺置管的部位分为脑室内、脑实质内、蛛网膜下腔，硬膜下和硬膜外，以脑室内和脑实质内测压最为常用，脑室压测定是监测颅内压的“金标准”，但存在颅内感染、出血风险，操作技术要求专业。颅脑超声检查是一种无创伤、低成本、安全且易实施的技术，目前有研究证据支持颅脑超声用于床旁脑

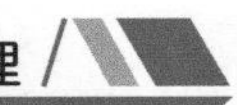

损伤患者颅内压和脑灌注压的评估和监测。

五、寒战的监测和处理

寒战是机体对低体温的代偿反应，寒战会导致机体代谢、氧耗增加，对神经功能预后有不良影响，也是影响 TTM 疗效的重要问题，因此需要密切监测和及时处理。临床常用的脑电双频指数（bispectral index，BIS）监测中包含肌电图监测（EMG），可持续客观地监测患者寒战的情况。另外，床旁寒战评估量表（bedside shiver assessment scale，BSAS）也是临床常用的工具之一，BSAS 评分超过 1 分与 BSAS 评分为 0 分的肌电图表现存在显著差异，可作为床旁快速评估寒战的工具。常用的监护仪中的心电信号容易受到肌电活动的干扰，因此可以用来简单评估寒战造成的肌电变化。如果在 TTM 时完全没有条件做 EMG 监测时，可以尝试使用心电图作为参考，但是需要注意此时需要关闭心电波形的滤波功能。

寒战的控制包括非药物疗法和药物疗法。对于接受血管内降温治疗的患者，非药物疗法主要为体表保温措施，包括被动保温（如手套、袜套、帽子和毛毯等）和主动保温（提高室温，加盖升温毯，热辐射和气道加温等）。寒战的药物疗法主要包括对乙酰氨基酚、镁剂（降低寒战阈值）、镇静催眠药（如咪达唑仑、丙泊酚、右美托咪啶、丁螺环酮等）、麻醉性镇痛药（如芬太尼、哌替啶等）、神经肌肉阻滞剂等。临床可根据患者的情况单独或联合应用疗法和药物疗法来控制寒战。

六、转归的评估

由于急性缺血性卒中、脑出血和蛛网膜下腔出血患者使用 TTM 治疗缺乏一致的证据，因此需要在特定的时间点收集预后的数据，包括病死率和神经功能转归，为 TTM 在脑血管疾病中的应用提供建议。建议脑血管疾病患者在 TTM 治疗后的 1 个月和 6 个月时评估病死率，建议使用格拉斯哥结局评分（GOS）、脑功能分级量表（CPC）、改良 Rankin 量表、改良牛津残疾量表（MOHS）、美国国立卫生研究院卒中量表（NIHSS）和 Barthel 指数评估神经功能转归；建议动态监测血神

经元特异性烯醇化酶（NSE）、S100-β 蛋白、脑电图、脑血流图以及头颅 CT/MRI 等影像学检查综合评估患者神经功能预后转归和治疗反应性。

（首都医科大学宣武医院神经外科　陈文劲；北京大学第三医院急诊科　付源伟）

参考文献

[1] 中国医师协会急诊医师分会，中国医药教育协会急诊医学专业委员会，成人急危重症脑损伤患者目标温度管理临床实践专家共识组，等. 成人急危重症脑损伤患者目标温度管理临床实践专家共识. 中华急诊医学杂志，2019，28(3)：282－291.

[2] 中华医学会神经病学分会神经重症协作组. 神经重症低温治疗中国专家共识. 中华神经科杂志，2015(6)：453－458.

[3] MADDEN L K，HILL M，MAY T L，et al. The implementation of targeted temperature management：an evidence-based guideline from the neurocritical care society. Neurocrit Care，2017，27(3)：468－487.

◎ 第七章

颅脑外伤的低温治疗

颅脑外伤（traumatic brain injury，TBI）的临床结局既与原发伤的严重程度有关，又与脑外伤后的继发损伤如脑缺血、脑水肿、颅高压等密切相关。TBI 后脑血管的病理生理改变在继发性损伤的发生和进展中起着重要的作用。通过优化脑灌注压、调整机械通气、控制颅内压来保证充足的脑血流灌注，使脑组织获得足够的氧供和代谢底物，是临床干预的基本目标。但因为 TBI 后脑组织生理和病理生理改变的异质性，给临床干预带来了很多的不确定性，数十年来对于 TBI 后的临床处置原则存在很大争议，一直争论不休，甚至存在相反的治疗原则。近年来，虽然争论有逐渐趋于一致的趋势，但对于诸如低温治疗的作用和疗效仍不能达成一致的共识。低温治疗有益、低温治疗无益，甚至低温治疗有害的研究结果交替浮现，更是让大家无所适从。在没有明确结论的前提下，本章试着从基本机制方面讨论低温治疗的机制、TBI 的损伤机制、低温治疗的作用，以及为什么会有结论不一致的研究结果。

在讨论低温治疗在 TBI 的作用前，我们先借鉴低温在临床其他领域的应用，其中较典型的是深低温停循环手术（deep hypothermic circulatory arrest，DHCA）。通常低体温定义为浅低温 35 ~ 32 ℃，中度低温 32 ~ 28 ℃，深低温低于 28 ℃。以肺动脉内膜剥脱手术为例，内膜剥脱需要在停循环后实施，脑组织此时也因没有循环而没有任何灌注，所以停循环下的脑组织和心脏的保护与手术本身有着同等重要的意义，脑保护不到位，手术就失去了意义。而 DHCA 脑保护的最重要措施就是深低温：核心体温低至 18 ℃左右，在 18 ℃的体温下停循环，同时监测脑组织氧的变化。脑组织氧降至一定阈值后恢复循环，脑灌注恢复，经过一定时间的灌注后，再次停循环，继续手术。在这个原则下即可达到理想的脑保护。国外有的中心已经开展数千例手术，DHCA 的脑保护的效果是肯定的、成熟的。虽然此类患者脑的结构和功能都基本正常或至少没有明显的伤病，与本章我们讨论的脑组织本身有原发损伤的 TBI 患者有着很大的不同，TBI 患者脑组织机械性损伤之后会引发一系列自身的调节、免疫、代偿功能的严重失调，还会有伴发的全身功能失调，但是低温在脑保护中有着同样的机制和作用。肺动脉内膜剥脱术的 18 ℃的温度下，脑组织可以单次耐受达数十分钟的无循环状态，总时间可以超过 100 分钟。对比一下临床上患者突发心跳停止状态下，脑组织能够存活的时间，可以想见低温在脑组织缺氧条件下的至关重要的保护作用。另一个重要的措施就是术中保持脑电双频指数（BIS）为零，维持大脑没有脑电活动，基本处于等电位状态，即用药物完全抑制大脑的脑电活动，最大程度减少了脑组织对灌注的需求。低温对脑组织可靠的保护作用，在很多其他需要深低温停循环的神经外科、心胸外科、血管外科等手术中可以看到同样的事实。在完全没有灌注的情况下，最脆弱的

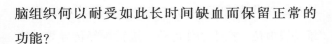

脑组织何以耐受如此长时间缺血而保留正常的功能?

一、低温治疗脑保护的作用机制

有些动物有特有的冬眠功能，可以帮助他们度过食物严重匮乏的冬季。不同种类动物的冬眠并不尽相同，但也都有着共同的基本机制。冬眠是一种主动的生理机制，进入冬眠的动物体温下降，机体代谢大幅减低，有些动物的代谢率降幅可达90%，甚至有的氧耗量会降到正常静息时的1%，体温可以低至2.9~10 ℃，大型的哺乳动物(如黑熊)，体温可降至30 ℃。在极低的温度下，对代谢底物和氧的需求明显下降，可以利用体内的存储，不吃不喝，在“木僵”的状态下度过较长的冬日，而大脑、心脏、肝肾等脏器功能、在某些动物身上甚至连肌肉的功能都几乎完好无损。冬眠的机制也证明了低温对极低灌注下的大脑等脏器的切实的保护作用。中枢神经系统（central nervous system，CNS）的重量仅占体重的约2%，但耗氧量可达全身氧耗的1/5，其中约40%用于维持组织代谢和细胞的完整性，而另外 60% 用于维持膜电位、产生动作电位、进行神经传导等。体温从 37 ℃每降低 1 ℃，脑氧代谢率（cerebral metabolic rate for oxygen，$CMRO_2$）会降低约 7%，体温低于 20 ℃时，$CMRO_2$ 加速下降。脑血流量（cerebral blood flow，CBF）下降和 $CMRO_2$ 下降与体温呈线性相关，但在体温降至 22 ℃时 CBF 和 $CMRO_2$ 下降程度不再一致。当体温在 18 ℃时，60% 的患者会出现等电位脑电图，体温继续降到 12.5 ℃时，出现等电位脑电图患者比率增加到 99%，表明低体温能抑制大脑代谢活动从而起到神经保护作用。低温的保护作用核心就是低温下组织代谢率的大幅下降。

TBI 之后的病理生理改变包括很多机制，有很多分类方法。单以时间顺序论，可分为受伤即时的原发性损伤和随后的继发性损伤。原发性损伤主要是组织的机械性损伤，预防效果好，但一旦发生后的临床干预效果不佳。继发性损伤的处理才是临床干预的主要目标，也是影响临床治疗效果的关键。继发性损伤的病生机制包括出血、缺血、充血、兴奋性毒性、播散性去极化、脑血管自动调节功能失调、脑血流对二氧化碳的反应性异常、水肿、炎性反应、免疫反应、颅高压、脑血管痉挛、神经组织的坏死和凋亡等。分析上述众多机制，几乎每个机制造成的直接或间接后果中都包括组织缺血，所以 TBI 后脑组织的最主要的病理生理机制之一就是缺血。但我们的临床干预并不是总能立即恢复缺血脑组织的血供。TBI 后的即时和伤后的很长一段时间，缺血一直在发生，有可以发现的临床表现，更多的是早期难以发现的缺血。严重损伤时，脑组织损伤的高度异质性使得其临床表现的时间和空间分布也高度异质性，影响临床的判断，也会掩盖早期微小的、渐进的缺血表现。更有利用^{15}O-PET 和脑组织氧，针对 TBI 患者做的病例对照临床研究发现，TBI 后不只是结构异常的缺血脑组织会出现缺氧，看起来正常的、没有大血管缺血的脑组织也会出现缺氧。另有研究也表明，TBI 后即使临床检测血流正常的组织，仍然可能存在氧代谢的障碍，既可发生在伤后早期，也可以在伤后 10 天依然观察到组织缺氧，而且并不一定伴有颅压升高。这些研究进一步验证了临床的经验性观察，也更说明缺血机制存在的普遍性和严重性，这部分看似正常的脑组织也需要通过低温降低代谢，增加脑组织对缺氧的耐受性，以有充足的时间度过缺氧期得以存活，不因缺氧而迅速受损或死亡，加重病情的进展。

如果把伤后的脑组织简单地分为三类的话，分别就是无法挽救的已经坏死的组织、经过干预可以挽救的受伤组织和目前尚且正常的组织。临床干预的目标就是尽力保护受伤的组织不向坏死发展，并最大程度减轻损伤以保留功能，甚至使轻度缺血组织能尽快恢复；同时也要保护尚且正常的组织，以免其因为继发损伤而成为受伤或坏死组织。目前临床上并无确切的脑保护的方法。如前所述，低温时脑代谢明显下降，可以提高脑组织对缺血的耐受性，帮助这部分脑组织度过缺血期而得以存活下来。此外，在低温下炎性反应、神经组织的兴奋性和传导性都会受到一定程度的抑制，这对在早期抑制炎性反应、免疫反应、兴

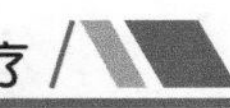

奋性毒性、播散性去极化甚至癫痫（有或无症状）等机制，防止有害进程的发生、发展，抑制有害的链式反应上起到积极的作用，从而减轻或减缓继发性损伤，最大程度的保护脑组织。其中值得关注的是兴奋性毒性和去极化的播散，这是中枢神经系统损伤独有的继发性损伤，就目前条件还不能在临床上常规地、普遍地被检测到，属于隐形的杀手，目前也没有特别有效的针对治疗，低温和镇静镇痛是可用的、被验证的有效方法。

所以低温在 TBI 后的损伤机制中可以起到增强保护、抑制损伤的双重作用。关于浅低温的早期和近期的研究还表明，浅低温可以增强细胞的抗氧化作用，提高低氧条件下代谢的适应能力，从而减轻应激反应。有研究表明低温还可以对短时缺血的脑组织起到完全的保护作用，而轻微的温度升高会明显加剧已经缺血和受伤的脑组织的损伤。

二、如何看待低温治疗临床研究的不同结论

早年有临床研究结果未看到低温治疗的益处，

是因为低温保持时间过短，如仅 24 小时的低温治疗，这种机械刻板的运用低温的试验设计本身就不符合临床低温治疗的根本原则，所以不做过多讨论。而后来的看似比较规范的大宗临床试验结果对低温治疗得出的结论似乎都不是特别支持，使得大家对低温治疗又产生了怀疑。笔者以 2015 年发表在《新英格兰医学杂志》的一篇 TBI 后低温治疗的研究为例，该研究是一项标签开放的大型、多中心、随机对照研究，研究背景是：低温治疗可以降低 TBI 患者的颅高压，但低温对神经功能预后的获益尚不明确。原计划纳入 600 例 TBI 患者，因为发现低温治疗可能有害而提前终止了试验，是近几年关于低温治疗影响较大研究之一。该文章作者把标准治疗组作为对照组，标准治疗 + 低温治疗（32 ~ 35 ℃）作为干预组，颅内压超过 20 mmHg 开始低温治疗，低温时间至少 48 小时，根据临床颅压控制情况保持低温，时间没有人为限制。以 *Extended Glasgow Outcome Scale*（GOS-E）评分作为神经功能预后评估，分数越低，结果越差。伤后 6 个月的 GOS-E 评分是本研究的主要目标。在入组 387 个患者后的结果分析中发现低温组的预后差于对照组，因而中止了试验。但低温组的颅压控制效果仍是肯定的。本实验的结果一方面再次证明低温有助于降低颅压，另一方面发现低温不能改善预后，甚至预后更差，这种看似矛盾的结果的原因是什么呢？本实验的低温时间没有人为地去规定，而且达到了至少 48 小时，排除了低温时间太短的弊端。出现矛盾结果的原因当然需要十分严谨的系统分析，但如果单大体上做个简单分析的话，原因或许有：① 本实验中的低温治疗只是作为颅压控制的手段，从我们前述的低温治疗的机理看，对于严重的 TBI 患者，低温应该尽早开始，早期使用是为了保护缺血的脑组织耐受低灌注而可以存活，低温同时抑制外伤后即刻开始的链式病理生理机制，抑制其发生或减弱其烈度，就像森林救火，越早实施越好控制其蔓延。同样如果低温介入过晚，一部分缺血的组织可能由缺血转入坏死，本身就加重了病情，而链式反应已经发展达到一定烈度，低温已经失去了“保护加抑制”的双重作用。颅压 20 mmHg 的界限是临床经验和研究达成的一个共识性指标，到了这个压力如果不尽快控制，临床预后会较差，从本质上理解实际是脑组织的自身调节能力和机体的代偿能力已经进入到了一个不足以对抗链式病理生理进程的阶段，即失代偿的阶段，下一步进入更严重的，如缺血和压力之间恶性循环的可能性剧增。颅压高于 20 mmHg 才干预，一定会对结果产生影响。TBI 治疗的隆德概念，在近 30 年前提出伊始就饱受争议，因其理念与流行的指南不一致，但经过 20 余年临床实践的检验，其对重型 TBI 的救治成功率为人瞩目，新的指南正逐渐与之趋于一致。虽然隆德概念并不提倡低温治疗，但其控制颅压的理念恰是从入院伊始就使用综合的手段提前干预，尽力创造条件控制颅压不使之升高，而不是等颅压高后再进行干预。尽量不让其发生，和发生后再去处置，两者有着本质的区别。② 低温治疗具体实施方法不统一。因为参加的中心较多，来自 18 个国家的 47 个中心，虽然有遵循同一个指南，但具体实施方法各不相同，包括降温设备、监测手段、低温的诱导、维持、寒战控制和复温等环节都会影响低温治疗的质量，质控不良的低温不但不能产生好的作用，反而会带来组织损伤，会直接影响近期效果，对整个试验结果也可能产生较大影响。③ 使用 6 个月后的 GOS-E 评分作为临床预后指标，从受伤到康复期间时间过长，又是 47 个中心，中后期治疗原则远不能统一，影响因素过多，也会对结果产生影响。④ 另一个最可能影响到临床结果的、也是本章重点强调的因素是：低温治疗不应当是一件“均码衬衫”。每个人的基础体温都不一样，对低温的耐受力也不相同，TBI 后的病理生理机制和机体状态等均不相同，低温治疗的温度目标不应该是统一的、根据习惯或惯例设定的某个温度点或温度段，如常用的 32 ~ 34 ℃，或者取中值 33 ℃。个体化的理想的低温点应该是根据患者临床表现摸索确定的，需要持续严密的观察、多方位的评估，从大体表现、生命体征、神经反应性、心电、脑氧、脑电、脑血流、电解质、血气分析等指标综合分析。低温下，核心体温相差达 0.2 ~ 0.5 ℃，患者表现就会有很大的不同，更别说 1 ℃以上的温差，所以最佳温度点一定是根据患者情况确定的。抗生素的使用都是强调个体化的，何况低温这样的全身干预手段呢？低温时程也是同样，有的患者可能 48 小时的低温即可达到目的，而有的需要 10 天以上的低温，这些患者如果过早地复温就会影响低温的治疗效果。此外低温时寒战的处理、温度的保持也是一个比较复杂的临床处置过程，不是程式化的操作就能搞定的，这方面临床医师的认知和处置手段差别巨大，处置方法和时机也一定会差别巨大。复温的时机、复温速度、复温的质量控制等也都是决定临床结果的重要因素。不当时机的、大幅波动的、失控的快速复温都会直接造成已损伤组织的再损伤。上述几点又以①④两点影响最大。综上所述，TBI 患者的低温治疗是一项个体性很强的复杂工程，不是利用低温装置把患者体温降到一个温度点这么简单的一个操作。这也是大宗的临床实验往往不能得出一致结论的重要原因。进一步讲，临床试验必须在一个相对固定的条件下才能统一实施，才可能有可信的、科学的结论，而这个条件本身恰恰可能就是导致结论差异的原因。

2015年、2017年同一组作者连续在《新英格兰医学杂志》发表关于院外、院内心搏骤停儿童的两个低温治疗研究，两个研究的结果都是：与常温组（保持体温在正常范围内）相比，低温组远期神经功能预后改善不明显。但分析其低温治疗都是把目标核心体温设定为33℃，维持120小时，之后就复温至36.8℃并保持，都是没有个体化的、“均码衬衫”式低温策略。

在一项对惊厥性癫痫持续状态的成人患者实施低温治疗的临床研究中，跟对照组比较，同样存在着低温控制发作的近期效果方面获益，而低温组的90天远期效果并未显示出明显获益。试验采用4℃冰生理盐水静注诱导+体表冰袋（颈部、腹股沟）+体周冷风管的降温方法，目标温度是32~34℃，持续24小时。另一项对于儿童的顽固癫痫持续状态和超顽固癫痫持续状态患者的低温治疗研究中，作者采用的目标温度是34~35℃，低温持续时间是48~72小时，使用带凝胶导热的专用冰毯自动降温设备，以笔者的临床实践观察，该设备的降温速度快，自动保温可精确至0.1 ℃，降温和复温的质控比起其他常见体表物理降温设备具有很大的优势，需要人工干预的成分少，可以保证低温治疗的质量。该项研究报告的结果是低温治疗可明显缩短顽固癫痫的发作时程、降低复发率、提高了远期生存率，尤其是远期效果明显好于对照组。虽然该项试验的入组例数较少，而且前一项的成人研究与儿童研究不能作绝对等同的比较，但是否提示降温的方法、质控和低温时程对治疗结果有着不可忽略的影响。

本章阐述低温治疗的应用，并不是强调低温的万能，低温本身会对机体代谢产生影响，会对外伤和疾病后机体正常的代偿机制产生影响，在机体完全可以代偿的情况下，低温是没有必要的，不是必须做的。这也是为什么近些年来很多的体温管理是做常温治疗，即控制核心体温在正常范围内，达到不使体温升高的目的即可，不强调降低体温，所以叫体温管理，而不是低温治疗，原理上更接近于生理温度，不会对机体产生过多的负面影响。低温与常温孰优孰劣，目前没有定论，还需进一步做更多的研究。但相信不会有绝对的结果，仍是最适于患者的方法就是好的方法，而怎么才算是适于患者的评判标准，仍是基于患者的伤情、病情、发病机制和低温的目的决定的。

无论是单看各项研究，还是复习各项针对低温治疗的 META 分析和综述，都不能给出一个确切的结论。有学者建议对于重度 TBI 患者要审慎实施经验性低温治疗，甚至有提出要避免使用，因为几项较大的、实施良好的试验得出的结论是中度低温可导致不良的神经学预后。看似有理，临床试验又“没理”，包括 TBI 在内的低温治疗结果的不确定性，带给我们的是更多的思考。我们想强调的是任何治疗都不是绝对的，都有其适应证，即使掌握了适应证还要把握实施的时机和节奏，这个原则应贯穿在血流动力学管理、呼吸支持、脏器替代、感染治疗等多个方面。临床的低温治疗或叫体温管理，不是一件“均码衬衫”，患者来了不管是谁都得穿；不管是谁穿，都是这一码。而应当评估该不该穿，即患者目前的整体状况和神经系统状况是否具备了低温治疗的条件，大体条件没有纠正，急忙就上低温，就可能带来不利的影响，有时需要做预先的处理，包括已经存在的自发低温及原因纠正、生命体征趋势、容量状况、心脏功能及节律、电解质水平、凝血状况、组织损伤、脏器和组织灌注水平的整体评估等等。确定该穿的话，应该遵循量体裁衣的原则，定制个体化低温方案，才有可能取得理想的临床效果。退一步讲，重度 TBI 患者的颅压控制和顽固癫痫患者的发作控制，在临床上有时候可选择的余地并不多，而这些都是可直接导致临床情况恶化的症状，没有其他方法的话，低温为何不能作为一个控制手段呢？没有近期的症状控制，何谈远期的效果。

低温治疗还是一项系统的、精细的、连贯性很强的工程，除了程序的统一之外，还需要整个团队全程的密切配合，才能保证质量。温度较低时的心律、电解质、呼吸支持、血气分析、凝血管理等都与常温不同，有其独特的特点，特别是相关系统已经存在问题时。例如，血气管理的 pH

稳态和 α 稳态问题等，其计算要考虑到动脉血 CO_2 水平对脑血流自动调节功能的影响，进而考虑到呼吸机的设定对正处于边缘状态的患者的影响，必须做整体全面的衡量。再如降温和复温过程中的电解质，尤其是血清钾的水平，对于伴有心脏功能或节律异常的患者；钾的水平已经处于上或下限；或者血钾水平已经严重异常的患者，必须考虑到可能出现的较大幅度的波动，并提前应对。

（解放军总医院第七医学中心神经外科 朱世宏）

参考文献

[1] DIARMAID DILLON. ATOTW 373-Deep Hypothermic Circulatory Arrest. Continuing Education in Anaesthesia, Critical Care & Pain, 2010, 10(5): 138 -142.

[2] WERNER C, ENGELHARD K. Pathophysiology of traumatic brain injury. Br J Anaesth, 2007, 99(1): 4 -9.

[3] LAUNEY Y, FRYER T D, HONG Y T, et al. Spatial and temporal pattern of ischemia and abnormal vascular function following traumatic brain injury. JAMA Neurol,

2020, 77(3): 339 - 349.

[4] ANDREWS PJD, SINCLAIR H L, RODRIGUEZ A, et al. Hypothermia for intracranial hypertension after traumatic brain injury. N Engl J Med, 2015, 373(25): 2403 - 2412.

[5] VEENITH T V, CARTER E L, GEERAERTS T, et al. Pathophysiologic mechanisms of cerebral ischemia and diffusion hypoxia in traumatic brain injury. JAMA Neurol, 2016, 73(5): 542 - 550.

[6] MOLER F W, SILVERSTEIN F S, HOLUBKOV R, et al. Therapeutic hypothermia after out-of-hospital cardiac arrest in children. N Engl J Med, 2015, 372(20): 1898 - 1908.

[7] MOLER F W, SILVERSTEIN F S, HOLUBKOV R, et al. Therapeutic hypothermia after in-hospital cardiac arrest in children. N Engl J Med, 2017, 376(4): 318 - 329.

[8] LEGRIEL S, LEMIALE V, SCHENCK M, et al. Hypothermia for neuroprotection in convulsive status epilepticus. N Engl J Med, 2016, 375(25): 2457 - 2467.

[9] HSU M H, KUO H C, LIN J J, et al. Therapeutic hypothermia for pediatric refractory status epilepticus May Ameliorate post-status epilepticus epilepsy. Biomed J, 2020, 43(3): 277 - 284.

[10] ESKLA K L, POROSK R, REIMETS R, et al. Hypothermia augments stress response in mammalian cells.

Free Radic Biol Med, 2018, 121: 157 - 168.

[11] SHAEFI S, MITTEL A M, HYAM J A, et al. Hypothermia for severe traumatic brain injury in adults: recent lessons from randomized controlled trials. Surg Neurol Int, 2016, 7: 103.

[12] BOUZAT P, PAYEN J F. Therapeutic hypothermia after traumatic brain injury: wrong hypotheses may lead to specious interpretations. Anaesth Crit Care Pain Med, 2019, 38(2): 95 - 96.

◎第八章

目标体温管理的并发症及处理

目标体温管理可以减轻患者的神经功能损伤，但机体处于低温状态可能出现一系列并发症，主要包括寒战、心律失常、电解质紊乱、高血糖症、凝血功能异常、感染、消化功能异常、复温期高颅压等，应密切监测、尽早发现、谨慎处理。

一、寒战

寒战是机体对温度变化的体温调节反应，在接受目标体温管理的患者中发生率较高，它会增加患者的耗氧量，升高颅内压，降低脑氧饱和度。如果不加以控制，会降低目标体温管理的神经保护作用，同时造成体温波动。在心脏骤停后接受目标体温管理的患者中，寒战的发生与不良的神经功能预后相关，因此需要密切监测和及时控制。

在目标体温管理过程中，寒战的发生很常见，但判断存在一定困难，要与缺血缺氧性脑病导致的肌阵挛相鉴别。临床医师应该考虑使用寒战评估工具用于识别寒战的发生。床旁寒战评定量表（BSAS）利用肌肉群运动对患者寒战进行分级，具有较高的准确性和内部评估的可靠性，目前应用较广泛。

寒战的控制主要包括药物治疗和非药物治疗。药物治疗包括镇静催眠类药物（如咪达唑仑、劳拉西泮、地西泮、右美托咪定、丙泊酚、丁螺环酮等）、镇痛类药物（如对乙酰氨基酚、阿芬太尼、芬太尼和哌替啶等）、其他药物（如镁剂、可乐定、神经肌肉阻断剂、昂丹司琼、多沙普仑、曲马朵、纳洛酮、纳布啡和丹曲林等）。非药物治疗主要是体表保温措施，包括使用保温毯、加盖棉被、气道保温等，手、脚和面部皮肤保暖也有助于控制寒战。目前建议采用一种循序渐进的方法来控制寒战，对于采用血管内低温治疗的患者优先考虑非药物治疗，当非药物措施不能单独控制寒战时，应考虑非药物干预与药物方法相结合。

鉴于镇静类药物的风险，寒战控制应首选非镇静类药物，但因其作用效果有限，常常需要联合用药。

二、血压波动和心律失常

低温治疗会导致外周血管收缩、外周循环阻力增加，回心血量增多，CVP 升高，平均动脉压上升 10 mmHg 左右，一般不需要使用血管扩张药物。复温后由于血管扩张，可出现外周阻力降低而导致低血压，快速补液多可以纠正。

心率随温度的变化而变化。诱导低温初期，由于外周血管收缩，回心血量增加，心率反射性增快，体温降至 35.5 ℃后，会出现窦性心动过缓，温度越低心率越慢，核心体温 32 ℃左右时心率 40～45 bpm，甚至更慢。患者在接受目标体温管理期间应进行心脏监测，在血压、乳酸、SvO_2和尿量达标的情况下，心动过缓一般不需要干预，极少数情况如需增加心率，建议使用异丙肾上腺素、多巴胺或临时起搏器，或将温度轻度升高，此时阿托品无效。相反，如果随温度降低心率并未下降，需要检查患者是否得到良好镇静。心率下降后，ECG 会表现出 PR 间期和 QT 间期延长，QRS 波群增宽，建议低温治疗期间避免使用会造成 QT 间期延长的药物。28 ~ 30 ℃ 以下的深度低温可导致房颤、室速、室颤等心律失常的发生，如果不存在电解质紊乱，32 ℃ 以上的轻度低温很少引起恶性心律失常，但仍需要密切监测。

对个体来说，心率或者更准确地说心输出量是否足够，可根据乳酸水平来判断。正常情况下低温诱导期乳酸水平会逐渐增加，最高可达 5 ~ 6 mmol/L，到达目标温度后乳酸水平应该稳定，如此时乳酸水平仍持续升高出现代谢性酸中毒，需考虑存在循环障碍，需要补液甚至使用血管活性药物。

三、电解质紊乱

低温治疗使心房利钠肽活性增加，抗利尿激素减少，冷利尿可能导致电解质紊乱，如低磷血症、低钾血症、低镁血症和低钙血症。镁是一种天然的 NMDA 受体阻断剂，可以降低患者的寒战阈值，对减少心脑损害和心律失常至关重要，需积极补充至正常偏高水平。低温治疗时细胞外钾离子转移至细胞内亦可造成低钾血症，复温时细胞内钾转入细胞外可能导致高钾血症，过多补钾及过快复温都有可能导致高钾血症。低温诱导和维持阶段钾离子浓度的最佳水平尚有待于进一步研究，建议在目标体温管理的诱导和维持期维持血钾浓度 3.5 mmol/L 左右即可，复温时需警惕反跳性高钾血症和恶性心律失常。

四、高血糖

低温治疗会减少胰岛素分泌，降低机体对胰岛素的敏感性，从而导致高血糖症。对于心肺复苏患者，较高的血糖值变异率与死亡率和不良的神经功能预后相关，而严格地控制血糖可能增加发生低血糖的风险，因此需要合理地控制血糖。目前建议对此类患者血糖维持在 ≤10 mmol/L（180 mg/dL），复温时胰岛素敏感性增加，要缓慢复温警惕低血糖的发生。

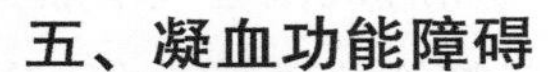

五、凝血功能障碍

体温小于 35 ℃可以影响凝血级联反应和血小板功能，可能导致凝血酶原时间和活化部分凝血活酶时间延长。研究表明心脏骤停后接受目标体温管理的患者血小板减少发生率和血液制品输注率较高，而出血发生率无差异。建议对接受目标体温管理的患者维持常规治疗，常规监测血小板和凝血检查，尝试监测血栓弹力图。对于存在凝血功能异常的患者，必要时输入血小板及血浆以维持相对正常的凝血功能。

六、感染

目前高质量的证据并未显示低温治疗与控制性正常体温相比感染率有显著差异，但可能与肺炎和脓毒症的发生率增高相关。可能的机制包括：① 低温抑制了致炎因子的释放，抑制了白细胞的迁移和吞噬功能；② 低温容易发生高血糖症，使得感染的风险增加；③ 皮肤血管收缩使得褥疮风险增加；④ 胃肠动力障碍导致反流增加吸入性肺炎风险；⑤ 深度镇静、镇痛后机械通气增加肺炎风险；⑥ 尿管和深静脉置管等增加感染的风险。

接受目标体温管理的患者其感染的临床征象和非临床标志物（如白细胞计数、C 反应蛋白、降钙素原和热休克蛋白）会产生一定变化，可能阻碍对感染的判断。对于感染，重在预防。应该对此类患者进行精心细致的护理，尽量减少感染的发生。包括患者床头需抬高 30°～45°，每日 4 次口腔护理，每 2 小时翻身、叩背，注意观察有无胃潴留，及时清理气道和呕吐物，保持穿刺部位清洁等。目前对是否预防性使用抗生素治疗存在争议，但既往研究发现，预防性使用抗生素与肺炎发病率的降低有关，而早期使用抗生素与患者生存率的增高有关。

七、胃肠功能障碍

目标温度管理患者还可能出现呃逆、胃肠动力障碍、急性肝损伤、急性胃黏膜病变伴消化道出血等并发症，可能与低温以及心肺复苏后脏器缺血再灌注损伤有关。血清淀粉酶浓度通常在体温过低时升高，但其意义尚不清楚。多数情况下对症治疗即可，消化道出血时可予质子泵抑制剂治疗。对胃肠动力障碍的患者可采取部分肠内营养和全胃肠外营养，建议对接受 TTM 治疗的患者，在 24～48 小时内启动肠内营养支持治疗，根据患者的耐受情况逐渐加量。

八、颅内压升高

复温速度过快可能导致颅内压反跳性增高，这是复温期间死亡的主要原因，推荐心脏骤停 TTM 患者复温速度控制 0.25～0.5 ℃/h。

低温治疗的安全性是推进临床研究的前提。提前做好应急预案，做好并发症的密切监测和早期处理，低温治疗的不良反应可防可控。

（北京大学第三医院急诊科　葛洪霞）

参考文献

[1] NOLAN J P, SOAR J, CARIOU A, et al. European resuscitation council and European society of intensive care

medicine guidelines for post-resuscitation care 2015: section 5 of the European resuscitation council guidelines for resuscitation 2015. Resuscitation, 2015, 95(4): 202 - 222.

[2] MADDEN L K, HILL M, MAY T L, et al. The implementation of targeted temperature management: an evidence-based guideline from the neurocritical care society. Neurocrit Care, 2017, 27(3): 468 - 487.

[3] HOWES D, GRAY S H, BROOKS S C, et al. Canadian Guidelines for the use of targeted temperature management (therapeutic hypothermia) after cardiac arrest: a joint statement from The Canadian Critical Care Society (CCCS), Canadian Neurocritical Care Society (CNCCS), and the Canadian Critical Care Trials Group (CCCTG). Resuscitation, 2016, 98: 48 - 63.

[4] WADHWA A, SENGUPTA P, DURRANI J, et al. Magnesium sulphate only slightly reduces the shivering threshold in humans. Br J Anaesth, 2005, 94(6): 756 - 762.

[5] POLDERMAN K H, HEROLD I. Therapeutic hypothermia and controlled normothermia in the intensive care unit: practical considerations, side effects, and cooling methods. Crit Care Med, 2009, 37(3): 1101 - 1120.

[6] SO H Y. Therapeutic hypothermia. Korean J Anesthesiol, 2010, 59(5): 299 - 304.

[7] BROESSNER G, FISCHER M, LACKNER P, et al. Complications of hypothermia: infections. Crit Care,

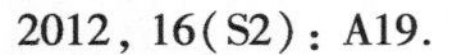

2012, 16(S2): A19.

[8] BODDICKER K A, ZHANG Y, ZIMMERMAN M B, et al. Hypothermia improves defibrillation success and resuscitation outcomes from ventricular fibrillation. Circulation, 2005, 111(24): 3195 - 3201.

[9] RHEE B J, ZHANG Y, BODDICKER K A, et al. Effect of hypothermia on transthoracic defibrillation in a swine model. Resuscitation, 2005, 65(1): 79 - 85.

[10] DIRKMANN D, HANKE A A, GÖRLINGER K, et al. Hypothermia and acidosis synergistically impair coagulation in human whole blood. Anesth Analg, 2008, 106(6): 1627 - 1632.

[11] STRAUB A, KRAJEWSKI S, HOHMANN J D, et al. Evidence of platelet activation at medically used hypothermia and mechanistic data indicating ADP as a key mediator and therapeutic target. Arterioscler Thromb Vasc Biol, 2011, 31(7): 1607 - 1616.

[12] SCHWAB S, GEORGIADIS D, BERROUSCHOT J, et al. Feasibility and safety of moderate hypothermia after massive hemispheric infarction. Stroke, 2001, 32(9): 2033 - 2035.

◎第九章

急速复温

患者在接受目标化体温管理（尤其是亚低温治疗，目标温度33～34 ℃）的治疗的过程中，会出现多种生理和病理生理的变化，一旦上述变化失控出现可能危及生命的情况时，则必须中止亚低温治疗，使患者的核心温度以较快的速度恢复到开始降温前的水平，这一过程成为急速复温或主动复温（active rewarming）(图 9－1)。

一、急速复温的指征

1. 难以控制的心律失常，合并血流动力学不稳定。

2. 难以控制的低血压(平均动脉压 <60 mmHg，持续超过 15 分钟)。

3. 难以纠正的低钾血症。

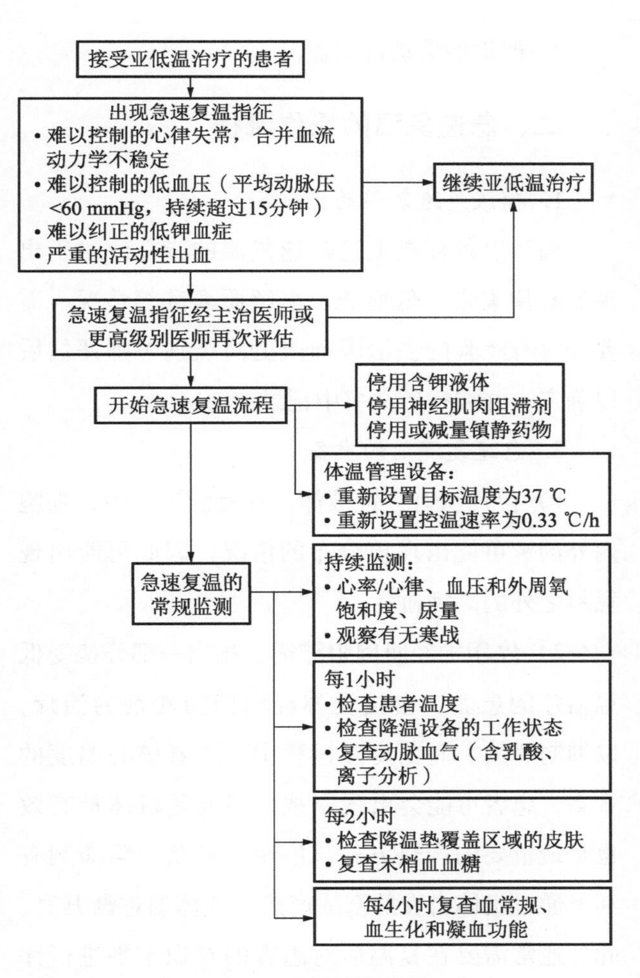

图 9－1 急速复温的操作流程

4. 严重的活动性出血。

二、急速复温的操作流程

1. 确认急速复温的指征

确认患者存在上述急速复温的指征。对于出现的心律失常、低血压、电解质紊乱等情况，需要经过有经验的主治医师或更高级别医师评估后以确定，并在病历文书中记录。

2. 急速复温前的准备

1）停用所有含钾液体。在复温过程中，细胞内外的钾可能出现再分布的情况，因此可能出现意料之外的高钾血症。

2）停用神经肌肉阻滞剂。相当一部分接受低温治疗的患者，会接受神经肌肉阻滞剂的治疗，以抑制寒战。而在复温过程中，随着核心温度的升高，患者可能会出现寒战。寒战是机体最有效也是最重要的产热方式，停用神经肌肉阻滞剂有利于通过机体自发的寒战产热，使体温逐渐升高。此外通常需要在复温后对患者的意识水平进行评价，停用神经肌肉阻滞剂，有利于避免药物对于意识评价的干扰。

3）停用镇静药物，或减少镇静药物的剂量。通常需要在复温后对患者的意识水平进行评价，停用镇静药物，有利于避免药物对于意识评价的干扰。

3. 体温管理设备的设置

1）Coolgard 的设置

① 暂停设备；

② 重新设置目标温度为 37 ℃；

③ 重新设置控温速率/升温速率为 0.3 ℃/h；

④ 启动设备。

2）ArcticSun 的设置

① 暂停设备；

② 重新设置目标温度为 37 ℃；

③ 重新设置控温速率/升温速率为 0.33 ℃/h；

④ 保存设置；

⑤ 重新启动自动模式。

4. 急速复温过程中的常规监测

1）持续监测心率/心律、血压和外周氧饱和度、尿量。

2）每隔1小时检查温度。包括患者核心温度（膀胱温、血温等）、ArcticSun设备的水温。

3）每隔1小时检查降温设备的工作状态。

4）观察有无寒战。患者开始出现寒战时，通常最先在心电图图形中观察到骨骼肌收缩产生的电信号。

5）每隔2小时检查降温垫覆盖区域的皮肤（使用ArcticSun时）。必须完全揭开降温垫，以检查其覆盖区域的皮肤情况。

6）每隔4小时复查血常规、血生化（肝功能、肾功能、心肌酶、电解质）和凝血功能。

7）每隔2小时复查末梢血血糖。

8）每隔1小时复查动脉血气（含乳酸、离子分析）。

三、急速复温的其他注意事项

复温速率：需要急速复温的患者，需要较常规速率更高的复温速率。尽管体温管理设备能够设置更高的复温速率，但是对于接受亚低温患者，复温的最大速率不应该超过0.33 ℃/h。因为目前的研究结果显示过高的复温速率可能进一步造成神经系统功能的损害。

（北京大学第三医院急诊科　郑康）

参考文献

[1] CALLAWAY C W, DONNINO M W, FINK E L, et al. Part 8: post-cardiac arrest care: 2015 American heart association guidelines update for cardiopulmonary resuscitation and emergency cardiovascular care. Circulation, 2015, 132(18 Suppl 2): S465 - S482.

[2] KUPCHIK N L. Development and implementation of a therapeutic hypothermia protocol. Crit Care Med, 2009, 37(7 Suppl): S279 - S284.

[3] ArcticSun 2000 Operator Manual. http://www.medivance.com.

[4] Coolgard 3000 Operator Manual. https://www.zoll.com.

◎ 第十章

目标温度管理中的镇静镇痛策略

为了保证目标温度管理（target temperature management，TTM）的顺利实施，TTM 过程中必须给予充分的镇静镇痛，尤其是低温诱导期和维持期。但是关于 TTM 的镇静镇痛策略、药物的选择及最佳剂量、镇静镇痛目标等诸多问题，指南并无统一推荐。镇静不充分，TTM 难以顺利实施；过度镇静又会延长机械通气及 ICU 住院时间，增加感染的风险，延缓苏醒时间，甚至导致临床医师对于神经功能预后的错误判断，进而做出错误的临床决定。因此恰当的镇静镇痛策略对于 TTM 至关重要。

一、镇静目标

对于任何需要镇静镇痛的患者，均推荐目标

指导的镇静策略，并根据患者的情况随时调整治疗方案，以尽可能使镇静治疗扬利抑弊。对于大多数 ICU 患者推荐轻度镇静，但是轻度镇静并不适用于 TTM。与其他危重症患者不同，TTM 患者镇静镇痛的主要目的之一为控制寒战。寒战是机体对体温下降的正常生理反应，在目标温度管理过程中，当体温降至一定阈值时，患者通过寒战产热来恢复体温。寒战可以显著降低降温速度，延长达到目标温度时间，增加机体代谢率，部分抵消 TTM 获益，因此 TTM 过程中寒战的控制和管理至关重要。为了控制寒战，保证 TTM 顺利实施，而且 TTM 时经常应用神经肌肉阻滞剂，应用神经肌肉阻滞剂时应避免患者觉醒，所以中度、深度镇静深度更适用于 TTM 患者。

二、镇静镇痛药物

TTM 过程中最常用的镇静镇痛药物包括苯二氮䓬类、丙泊酚、阿片类以及神经肌肉阻滞剂，每种药物均有独特的药代动力学特点，有优势和不良反应。TTM 患者镇静镇痛药物的选择需要充分考虑药物的优势和缺点。

1. 苯二氮䓬类药物

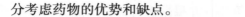

苯二氮䓬类药物是中枢神经系统γ氨基丁酸受体激动剂。具有抗焦虑、遗忘、镇静、催眠和抗惊厥作用，是TTM中最常用的镇静药物。咪达唑仑为最常用的苯二氮䓬类药物，具有起效快、持续时间相对短的特点。对于正常体温的健康人，弹丸式注射低剂量咪达唑仑可很快被机体清除，但对于持续静脉泵入超过24～48小时者，由于咪达唑仑的亲脂性特点，可以造成其在脂肪组织的蓄积。另一方面目标温度管理可以导致药物代谢率降低，同时心脏骤停患者急性肾损伤很常见，进一步延缓了药物代谢。因此应用咪达唑仑时，应注意药物蓄积可能。

尚无研究表明苯二氮䓬类药物优于丙泊酚，但是与丙泊酚相比，苯二氮䓬类药物对血流动力学的影响较小，对于血流动力学不稳定的患者，可首先苯二氮䓬类。另外，对于确诊或疑似复苏后癫痫的患者，可首先苯二氮䓬类药物。

 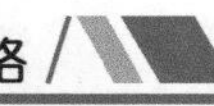

2. 丙泊酚

丙泊酚也是 TTM 常用的镇静药物之一，其特点是起效快，作用时间短，撤药后能快速清醒，且镇静深度呈剂量依赖性，丙泊酚亦可产生遗忘作用和抗惊厥作用。另外，丙泊酚具有减少脑血流、降低颅内压、降低脑氧代谢率的作用。与苯二氮䓬类药物相比，丙泊酚造成 TTM 患者延迟苏醒的不良反应较少，但是对血流动力学影响较大，需要血管活性药维持血压的概率增加。由于其半衰期短、剂量可滴定、抗惊厥以及可能的脑保护作用，丙泊酚对于 TTM 患者而言可能是较好的镇静药物之一。

3. α 受体激动剂

右美托咪定是选择性 α2 受体激动剂，通过抑制蓝斑核去甲肾上腺素释放和竞争性结合 α2 受体，起到减轻交感兴奋风暴、冷静、抗焦虑和轻度的镇痛镇静作用，没有抗惊厥作用。由于不作用于中脑网状上行系统和 GABA 受体，使用右美托咪定镇静的患者更容易唤醒，呼吸抑制较少。右美托咪定可用于 TTM 的镇静镇痛，但研究数据有限，有数据表明右美托咪定有抑制寒战的作用，但是单独应用右美托咪定很难达到中度或深度镇静的目标，可与其他镇静镇痛药物合用，减少其他药物的剂量。

4. 阿片类药物

阿片类药物是强效中枢镇痛剂，具有镇痛效果强、起效快等优点，但不同阿片类药物作用的阿片类受体及药理特点不同，应根据患者具体情况选择合适的药物。吗啡和芬太尼是TTM中最常用的阿片类药物。

芬太尼具有较高的亲脂性，起效快、半衰期短，但由于其表观分布容积较大，反复或长期应用有药物蓄积的风险，而且有研究表明TTM也会延缓芬太尼的代谢。芬太尼的代谢产物无毒性，因此可用于肾功能不全的患者。吗啡相对较少应用，同样TTM会延长吗啡的半衰期，而且肾功能不全者慎用吗啡。

5. 神经肌肉阻滞剂

与其他危重症患者不同，神经肌肉阻滞剂是TTM过程中经常应用的药物之一，尤其是低温诱导期和维持期，因为神经肌肉阻滞剂可以有效地控制寒战，使 TTM 患者尽快达到目标体温。临床上常用的神经肌肉阻滞剂包括维库溴铵、罗库溴铵以及阿曲库铵或顺阿曲库铵。维库溴铵和罗库溴铵是中效的神经肌肉阻滞剂，通过肝脏代谢，转变为无活性的代谢产物，严重肝功能不全可增加其分布容积，延长半衰期，延缓患者恢复时间。阿曲库铵或顺阿曲库铵是短效的神经肌肉阻滞剂，其代谢不依赖于酶降解，应用范围更广泛。无论哪种神经肌肉阻滞剂，TTM 均会延缓其代谢，长时间应用均会造成药物蓄积可能，间断用药比持续静脉泵入可以减少药物蓄积概率，可能是一种更为适宜的用药方式。神经肌肉阻滞剂的应用，尤其是存在药物蓄积时，可以导致痰液引流障碍、肺不张以及延缓患者恢复时间、影响医师对患者神经功能的早期判断等不良后果，因此一定要掌握指征和剂量。另外肌松时患者如果处于清醒状态，就等同于麻醉时“术中知晓”，这种状态非常危险，它可以使得患者出现严重交感风暴、应激状态和濒死恐惧，显著加大循环呼吸等器官的代谢负荷，因此神经肌肉阻滞剂必须在充分镇痛镇静的前提下应用。

（北京大学第三医院急诊科　杜兰芳）

参考文献

[1] RIKER R R, GAGNON D J, MAY T, et al. Analgesia, sedation, and neuromuscular blockade during targeted temperature management after cardiac arrest. Best Pract Res Clin Anaesthesiol, 2015, 29(4): 435 -450.

[2] JAIN A, GRAY M, SLISZ S, et al. Shivering treatments for targeted temperature management: a review. J Neurosci Nurs, 2018, 50(2): 63 -67.

[3] KIRKEGAARD H, TACCONE F S, SKRIFVARS M, et al. Postresuscitation care after out-of-hospital cardiac arrest: clinical update and focus on targeted temperature management. Anesthesiology, 2019, 131(1): 186 -208.

[4] 中华医学会重症医学分会. 中国成人 ICU 镇痛和镇静治疗指南. 中华重症医学电子杂志(网络版), 2018, 4(2): 90 -113.

◎第十一章

低温治疗期间的营养支持

一、营养的概念

营养是针对人体如何利用食物中的营养成分，以及饮食、健康与疾病之间关系的研究。营养是健康与发展的关键部分。

二、低温治疗期间的营养

蛋白质、碳水化合物、脂肪、维生素、矿物质、纤维和水都是营养物质。如果人们的饮食中营养缺乏适当的平衡，那么他们发展出某些健康状况的风险就会增加。在进行低温治疗的情况下，患者的营养支持是一个复杂的问题，这取决于患者使用低温治疗的因素的不同层面，例如基线代谢状况、病情的严重程度、机械通气的使用和镇静剂的使用等。在重症监护室的此类患者中，尽快确定营养支持方案的重要性是众所周知的。但是目前重症监护领域的医护人员尚未就给予营养的时间和剂量达成共识。

1. 炎症反应

在心脏骤停患者中，自主循环恢复后，如果意识水平无法恢复，则意味着心脏骤停后可能会出现脑损伤（post cardiac arrest brain injury）。它将触发一连串强大的神经内分泌和炎症反应。这种损伤反应是非常迅速的，并且在再灌注过程中反应更加剧烈。这种血管的炎症反应在血管闭塞后立即发生，并诱导血小板和内皮细胞的活化。黏附分子的表现包括选择蛋白、细胞间黏附分子和血管细胞黏附分子。首先透过嗜中性粒细胞的黏附诱导后续反应，然后再通过单核细胞黏附至内皮上。脑缺血后诱发炎症反应，导致线粒体损伤。活化的白细胞会使血管闭塞，从而干扰血管通畅并释放促炎性细胞因子，蛋白酶和活性氧化物质（ROS），从而在内皮表面诱导血管损伤，导致血栓形成，血管痉挛和血脑屏障破坏等现象，继而进一步促进白细胞在大脑内浸润。在缺血发作的几分钟内，小胶质细胞（常驻组织巨噬细胞）的激活发生。周围的免疫细胞与小胶质细胞，星形胶质细胞和中枢神经系统的神经元共同产生的细胞因子和趋化因子诱发炎症反应。该小胶质细胞透过缺血后的反应会产生几种促炎性细胞因子，例如 IL-6、IL-1β 和肿瘤坏死因子-α，以及其他潜在的细胞毒性分子，包括 ROS、一氧化氮（NO）和前列腺素等。在趋化因子中，IL-8 促进中性粒细胞浸润，并与增加血脑屏障通透性有关。神经元细胞死亡后，与危险相关的分子模式（danger-associated molecular pattern）分子激活了模式识别受体，包括在小胶质细胞上表达的 Toll 样受体，并促进了脑缺血中的炎症反应。小胶质细胞还会产生 ROS，可能引起线粒体 DNA 突变并破坏呼吸链的酶，导致氧化磷酸化功能障碍和 ROS 生产增加。因此，早期的炎症反应似乎诱导了生物能量的功能继发性衰竭。在图 11 - 1 中描绘了重症疾病的基本代谢反应。损伤后的代谢反应的特征包括衰退期和涨潮期。在开始时主要反应包括代谢率下降，反映出来是心输出量，氧气消耗和组织灌注下降。下一阶段的涨潮期涉及儿茶酚胺活性的增加和随后代谢率的增加。

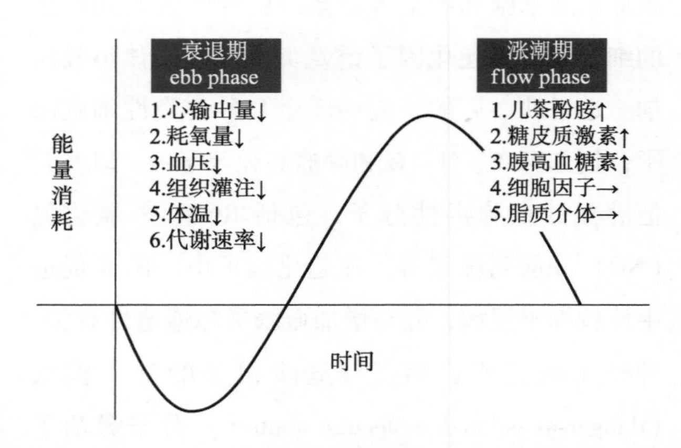

图 11－1　全身性损伤的代谢反应（见书末彩插）

2. 葡萄糖和其他营养素

葡萄糖主要是由葡萄糖转运蛋白 3（glucose transporter 3）介导的摄取，它是神经元细胞的主要能量来源。危重病环境中的代谢变化会导致肝糖原（glycogen）的利用，随后由于肝醣原异生而导致高血糖症，以及由于胰岛素抵抗增加而导致的周围葡萄糖摄取减少。高血糖是对急性疾病和严重脓毒症的常见反应，可能导致不良预后。此外它还与神经重症患者的转归恶化有关，例如脑外伤、动脉瘤性蛛网膜下腔出血和自发性脑出血。相反体温过低会同时降低胰岛细胞对胰岛素的敏感性和胰岛素分泌。治疗性低温治疗的患者发生高血糖的风险高于平均水平，并且在降温过程中高血糖可能变得更加严重（或胰岛素需求可能增加）。现对血糖控制尚无共识，无论是严格控制还是宽松控制的目标都没有定论。关于血糖控制范围的下限仍然存在争议，美国危重病医学协会（Society of Critical Care Medicine，SCCM）推荐150～180 mg/dL，而美国肠外与肠内营养学会（American Society for Parenteral and Enteral Nutrition，ASPEN）建议140～180 mg/dL。在相对的低血糖期间，大脑会利用其他物质来提供能量，例如酮、乳酸甘油和氨基酸。酮的合成通过生酮作用在肝脏中发生，并受胰岛素、胰高血糖素和儿茶酚胺的调节。然后酮通过单羧酸盐转运蛋白转运，有利于酮向大脑的转运。我们知道在急性脑损伤的病例（包括心脏骤停后患者）中普遍存在兴奋性毒性物质。谷氨酸这种神经递质会引起兴奋性毒性，引发一系列的生化作用最终导致神经元死亡。在动物实验中发现，酮的补充产生了神经保护作用。在负氮平衡过程中，蛋白质分解代谢超过了炎症反应期间的蛋白质合成。但是，ASPEN 不建议通过补充谷氨酰胺来治疗重症患者。只有脑损伤患者才能补充谷氨酰胺和益生菌。其他微量元素对急性脑损伤患者没有明显的益处。临床医师应意识到低温治疗可能对代谢和基质利用产生的影响。代谢支持应由疾病状态和代谢的实际测量值所决定。

3. 肠内营养（enteral nutrition，EN）

在治疗性低温的早期时，是否使用肠内营养仍未确认。因为在接受高剂量血管加压药治疗之下的自主循环恢复的心脏骤停患者，在早期阶段可能会出现肠道的缺血性变化，从而导致内脏血管收缩并降低胃动力。在这种情况下，必须注意肠系膜缺血的迹象或胃残余量增加都是喂养不耐

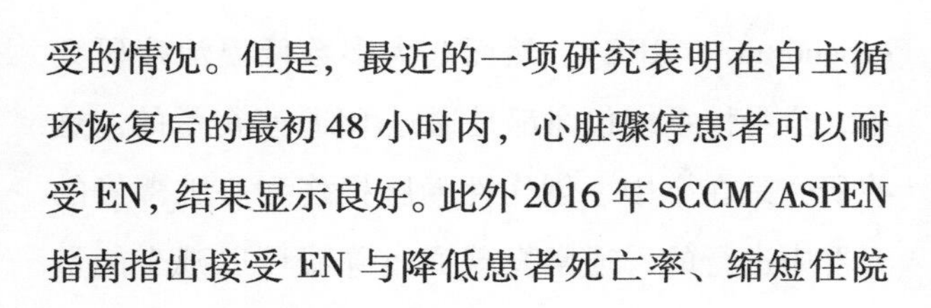

受的情况。但是，最近的一项研究表明在自主循环恢复后的最初48小时内，心脏骤停患者可以耐受EN，结果显示良好。此外2016年SCCM/ASPEN指南指出接受EN与降低患者死亡率、缩短住院时间和减少医院获得性感染相关。

4. 肠外营养（parenteral nutrition，PN）

由于有利于对正常肠道菌群生长、促进肠蠕动和营养摄取正常平衡的有益作用，因此通常在条件允许的情况下更推荐肠内营养。PN仅适用于无法通过EN满足预计的能量和蛋白质需求的患者。何时开始PN的建议取决于患者的营养风险。对于低营养风险的患者，应在入住ICU后7天内停用PN，仅在EN仍然不可行时才继续使用。但是对于营养风险较高的患者（如NRS-2002评分>5），应尽早开始PN，以降低死亡率和感染率。

5. 治疗性低温下的心脏骤停患者

对于心脏骤停患者的代谢过程，大多数研究集中在治疗性低温期间的代谢影响。主动降温时降低脑代谢需求，少数接受低温治疗的患者表现出高于预期的静息能量消耗（resting energy expenditure，REE)。然而在大多数低温治疗研究中，全身性系统代谢都是通过 REE 来衡量的。这些研究是在卒中、创伤性颅脑损伤和心脏骤停的人群中进行的，通常发现通过降温可以减少能量消耗。目标温度管理（TTM）可以防止继发性伤害的主要机制之一是减少脑代谢需求。脑中氧气的代谢率（$CMRO_2$）与温度紧密相关，温度变化 1 ℃会导致 $CMRO_2$ 的变化高达 5%～10%。这样 TTM 可以改变许多受代谢率调节的过程，包括自由基的产生、炎症过程和脑血流灌注。在主动复温期间 REE 与体温成比例地上升。在神经功能良好的患者中，能量不足与 ICU 住院时间之间也存在显著相关性，表明这些患者可能营养不良。尽管担心减少胃排空和增加胃残余量，但肠内喂养似乎是安全的。一项对进行低温治疗的心脏骤停患者进行的小型观察性研究显示，低温期间可耐受 72% 的肠内喂食量。另一小组进行主动低温控制的脑出血患者中，患者接受肠内营养喂食，并未出现胃肠相关的不良反应。

 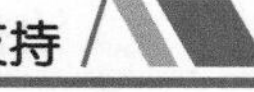

6. 结论

进行低温治疗的患者在营养方面的考虑比较复杂。尽管脑损伤有多种病理生理机制，但早期和充足的营养仍然是照护的必要组成部分。充足的营养似乎可以抑制因进食不足或过量而引起的继发性并发症，如果患者的代谢需求仍然不足，则应进行准确的营养测量是非常重要。总体而言，接受低温治疗的急性脑损伤患者对营养治疗创造了一个独特的临床上的挑战，需要对患者的损伤和合并症的本身病理生理机制进行仔细评估。

（台湾高雄医科大学附属医院神经外科　龚瑞琛）

参考文献

[1] LAMBELL K J, TATUCU-BABET O A, CHAPPLE L A, et al. Nutrition therapy in critical illness: a review of the literature for clinicians. Crit Care, 2020, 24(1): 35.

[2] MCCLAVE S A, MARTINDALE R G, VANEK V W, et al. Guidelines for the provision and assessment of nutrition support therapy in the adult critically ill patient: society of critical care medicine (SCCM) and American society for parenteral and enteral nutrition (A. S. P. E. N.).

JPEN J Parenter Enteral Nutr, 2009, 33(3): 277 -316.
[3] SINGER P, BLASER A R, BERGER M M, et al. ESPEN guideline on clinical nutrition in the intensive care unit. Clin Nutr, 2019, 38(1): 48 -79.
[4] 王烁, 郭树彬, 何新华. 急危重症患者与营养治疗. 中华急诊医学杂志, 2020, 29(10): 1265 -1272.
[5] 何新华, 郭树彬, 王烁, 等. 中国急诊营养治疗推荐. 中华急诊医学杂志, 2020, 29(9): 1148 -1154.
[6] 詹庆元, 解立新. 中国呼吸危重症患者营养支持治疗专家共识. 中华医学杂志, 2020, 100(8): 573 -585.

◎第十二章

目标温度管理与药物代谢

临床上越来越多患者开始接受亚低温治疗或针对性的目标温度管理（TTM）。药物在不同的亚低温目标温度中的作用不同。本章针对各类药物与不同目标温度相关的药物动力学特征，以及对预后影响进行的比较进行综述。

大多数酶介导反应的速度都是温度依赖性的，低温可降低这些反应的速度，使许多常用药物的清除率降低，同时也影响药物的效能。低温治疗的患者应充分考虑温度对药物代谢的影响，特别是血管活性药物、镇静和镇痛药物。在多个临床和动物研究中表明，体温过低会增加药物浓度并延长药物使用时间。多种机制导致肝药物清除率降低，包括血流量减少，血浆蛋白和药物结合特性的改变以及内在酶速变化。同样，在低温患者中观察到肾脏滤过，活性分泌和吸收的变化均引起药代动力学改变。每种药物消除半衰期决定了剂量或清除率改变后达到新的稳态所需的时间。当浓度随温度升高而降低时，在重新加热过程中温度对浓度的影响可能会被低估，因为温度变化必然先于最终的浓度平稳期。2019 年美国心脏协会科学声明中指出，在复温期间药物的动力学和动力学参数也将发生变化。药物受体可能对药物效应更敏感，分布容量会减少，导致毒性浓度和功效下降，这取决于药物的组织与血浆浓度。

一、低温对镇静镇痛药代谢的影响

心脏骤停的昏迷幸存者，镇静剂和神经肌肉阻滞药物是广泛用于改善对患者体温的控制并消除寒战。药物积聚和长效剂的使用可能导致镇静时间延长。在 TTM 期间，心脏骤停后代谢减慢和肝肾功的不全，使镇静剂的半衰期延长。因此，《2015 年欧洲重症监护医学学会指南》建议：在心脏骤停后对患者使用短效的镇静和镇痛药。在心脏骤停幸存者中，复苏后护理期间使用挥发性镇静剂可能是有利的，其原因包括半衰期短，少量的药物积累和快速苏醒。Dawid 等人近期研究提出，在心肺复苏后，TTM 期间异氟醚成为主要推荐的镇静剂选择。在接受 TTM 治疗的患者，核心温度应在 33 ℃保持 24 小时，然后每小时以 0.2 ℃重新加热。当存在或可能有 33 ℃的 TTM 禁忌证（如出血）时，可以在医师的指导下选择 36 ℃的目标温度。除此以外，异丙酚和异氟烷均为镇静剂，并可在 TTM 期间与阿片类药物联合给药。阿片类药物有几种不良反应，包括肠道功能障碍和呼吸抑制。在 TTM 期间，肠道功能下降。根据有关数据研究，在目标温度低于 35 ℃的 TTM 期间保留少量的阿片类药物可能有利于异氟烷镇静。即使是短效药物，例如异丙酚在低温下也可以延长清除时间。异氟烷的潜在益处包括局灶性脑缺血中的神经保护，心肌保护和舒张冠状血管作用，降低大脑氧代谢速率以及脑血流量和增加支气管扩张。从临床角度来看，一些接受挥发性镇静的患者需要额外的静脉镇静才能达到令人满意的镇静水平（TTM 期间为 RASS 评分为 5 分）。

多项研究表明，体温过低会降低药物清除率并增加血清浓度。TW Bjelland 及其同事近期研究收集 22 例血液标本在心脏骤停后从治疗性低温恢复（33 ~ 34 ℃）的过程中，观察使用瑞芬太尼，丙泊酚或芬太尼，咪达唑仑镇痛镇静的患者中的药物浓度。在研究中观察到，调整输注速度后，瑞芬太尼、丙泊酚和咪达唑仑在复温过程中血清浓度降低，而芬太尼血清浓度无变化。

二、低温对血管加压药的影响

最近一项大型随机研究，心脏骤停后的目标体温管理试验（TTM 试验）比较了院外心脏骤停后目标温度 33 ℃与 36 ℃的有益效果。研究目的是比较与不同目标温度相关的血流动力学特征的差异，并评估正性肌力/血管加压药支持的预后意义以及院外心脏骤停后的平均动脉压（mean arterial pressure，MAP）。与 36 ℃目标温度管理相比，33 ℃目标温度管理与血液动学改变相关，心率降低、乳酸水平升高、对血管加压药的需求增加。对高剂量血管加压剂的需求和低平均动脉压与死

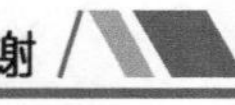

亡率增加有关，而与目标温度管理无关。在对心脏骤停后患者的 TTM 试验进行事后分析中，研究发现：

（1）与 36 ℃相比，使用 33 ℃的目标温度与心率降低、乳酸水平升高有关，对高剂量血管加压剂的需求会增加。

（2）对高剂量血管加压剂的需求是 30 天死亡率的独立预测指标，可根据目标温度、人口统计和院前危险因素进行调整。

（3）干预期间低 MAP（<65 mmHg）与死亡率增加有关，与血管加压药作用水平无关。

TTM 作为院外心脏骤停患者管理的一部分可降低核心温度，降低氧消耗，细胞代谢和抑制凋亡途径，防止心脏骤停后综合征和脑损伤的进一步发展。研究表明 TTM 时 33 ℃与乳酸水平升高有关，这可能由于血管收缩或乳酸清除率降低致外周灌注不足所致。血管活性剂改善心肌功能，抑制血管舒张以及维持足够的器官灌注，但可能导致组织缺血作为不良事件。升高的乳酸水平可能是血管加压剂的代谢作用，然而目前没有关于所使用特定血管活性剂的数据。由于药代动力学的变化，血管加压药、镇痛、镇静剂的生理学作用可能会因温度降低而改变。

体温过低会影响肌肉松弛剂，挥发性麻醉剂和β-肾上腺素能受体激动剂药理作用。当核心温度保持在33 ℃时β-肾上腺素介导心血管反应已显著减弱。从理论上讲，更高剂量的肾上腺素可能会增加冠状动脉灌注压力，从而导致心脏骤停后自主循环恢复和存活率增加。但是在心脏骤停后高剂量肾上腺素的不利影响可能会抵消停搏期间的潜在优势。在《2010年美国心脏协会心肺复苏与心血管急救指南》中，不建议使用大剂量肾上腺素，除非存在特殊情况（例如过量使用β-受体阻滞剂或钙通道阻滞剂或按实时生理监测参数滴定时使用）。

肾上腺素在改善自主循环恢复中的作用可能是通过改善冠状动脉灌注和主动脉舒张压而产生的α-激动剂作用。但是其增加心肌功能，促进心律不齐的β-激动剂作用以及对血小板活化和血凝块形成的作用可能对神经系统损伤和恢复产生不

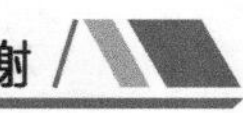

利影响。低温患者中儿茶酚胺水平升高可导致心肌需氧量和心出量增加。来自复苏联盟的院外心脏骤停的近期二级分析还发现对于院内心脏骤停，肾上腺素尽早给药与降低自主循环恢复的概率、出院率和良好神经功能有关。体温过低心血管效应包括全身性低血压、心动过缓和QTc间隔的延长。治疗性低温与QTc延长（超过460 ms）正相关，增加了室颤和室性心动过速的独立风险。观察的常见心电图改变包括PR间期延长，QRS波增宽和J波出现，随后心律失常（如心房）显著增加。当温度降低30 ℃以下时，会发生心律颤动和心室颤动。

三、低温对抗血小板药物的影响

体温 <35 ℃时可出现轻度的血小板数量减少和功能障碍， <33 ℃时凝血反应的某些环节也受抑制。低温的抗凝效应虽有增加出血的风险，但也是一种神经保护机制，它可以阻止微血栓的形成。体温过低与药物代谢之间的相互作用可能会影响血小板。为了比较初次使用氯吡格雷的急性

冠脉综合征（acute coronary syndrome，ACS）患者的氯吡格雷代谢和血小板功能，Jan Kaufmann等人进行了一项研究。该项研究的对象是经TTM治疗的患者（33 ℃，$n=15$）和未经TTM治疗的ACS患者（肌钙蛋白阳性，$n=18$）。采用方法是用多电极血小板凝集法测定血小板功能（MEA）、透光率聚集仪（LTA）和VASP分析之前和之后服用600 mg氯吡格雷负荷剂量。得出的结论为在33 ℃或37 ℃下离体测定的基因型和血小板功能有显著差异。TTM在33 ℃下对血小板功能的抑制作用明显降低，可能是由于减少氯吡格雷吸收。因此接受TTM治疗的患者可能会有更高的氯吡格雷抗血小板治疗导致心血管事件发生的风险。

心肺复苏的最常见原因是急性冠脉引起的心脏骤停。在这种情况下需经皮早期血运重建，建议进行冠状动脉介入治疗（PCI）和伴随的抗栓治疗。PCI后48小时内发生支架血栓的风险最高，因此快速而充分抑制血小板功能对于避免血栓栓塞并发症至关重要。值得注意的是，最近的数据表明，尽管在接受TTM治疗的复苏患者中使

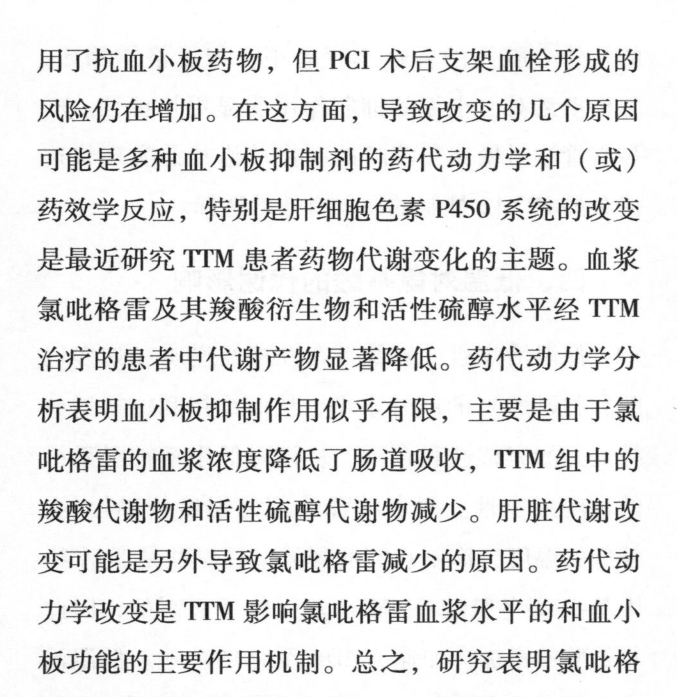

用了抗血小板药物，但 PCI 术后支架血栓形成的风险仍在增加。在这方面，导致改变的几个原因可能是多种血小板抑制剂的药代动力学和（或）药效学反应，特别是肝细胞色素 P450 系统的改变是最近研究 TTM 患者药物代谢变化的主题。血浆氯吡格雷及其羧酸衍生物和活性硫醇水平经 TTM 治疗的患者中代谢产物显著降低。药代动力学分析表明血小板抑制作用似乎有限，主要是由于氯吡格雷的血浆浓度降低了肠道吸收，TTM 组中的羧酸代谢物和活性硫醇代谢物减少。肝脏代谢改变可能是另外导致氯吡格雷减少的原因。药代动力学改变是 TTM 影响氯吡格雷血浆水平的和血小板功能的主要作用机制。总之，研究表明氯吡格雷的生物利用度降低导致由于 TTM 治疗 ACS，心脏骤停后患者的血小板反应性增加。

由于氯吡格雷的抗血小板作用在自发循环重建后的最初 48 小时内显著降低，研究学者假设不需要肝脏中新陈代谢激活的新型 P2Y12 抑制剂替格瑞洛，可能会导致血小板更快更强抑制。Steblovnik 等人研究表明，在接受 PCI 和低温治疗的院外心脏停的昏迷幸存者中，与氯格雷相比，替格瑞洛对血小板的抑制作用明显更快更强。经鼻胃管注射粉碎和溶解的替格瑞洛片是实现快速持久的 P2Y12 抑制的简单有效的选择。

四、低温对氨基酸的代谢影响

低温治疗通过降低兴奋性神经递质（如多巴胺和谷氨酸）的胞外水平，从而维持和保持这些神经元的完整性和存活，从而降低中枢神经系统的过度兴奋性。两者的释放都是温度依赖性的，较低的温度会抑制它们的释放。甘氨酸是激活 N-甲基-D-天冬氨酸（NMDA）受体所必需的，因此甘氨酸的增加会加速 NMDA 受体的功能。低温治疗耗尽了在大脑的甘氨酸水平，从而阻止了谷氨酸对 NMDA 受体的过度兴奋性。必需氨基酸色氨酸（Trp）通过两种不同的途径（5-羟色胺和尿氨酸途径）降解。犬尿氨酸通路具有特殊的意义，因为它的关键步骤是通过免疫调节酶吲哚胺-2,3-双加氧酶（IDO）通过促炎机制诱导的。IDO 本身在炎症的调节和免疫耐受的发展中都起着关键的作用。在当前的研究目的是了解心脏骤停患者的 IDO 活性和色氨酸降解产物（即犬尿氨酸分解代谢产物）接受目标温度管理。

Gerhard Fusch 等人研究，在所有 ICU 入院后立即对所有心脏骤停患者应用目标温度管理（TTM），以使核心体温达到 32～34 ℃，应用总时间为 24 小时，然后进行 24 小时的受控复温（0.25 ℃/h）恢复正常温度（核心体温 37 ℃）。在确定目标温度（32～34 ℃）之前，IDO 活性一直在不断增加。体温过低后 IDO 活性下降至基线水平，并且未发现基线与第 7 天 IDO 活性之间存在差异（$p=0.8$）。总体而言，在达到目标温度之前的时间间隔（即直到 12 小时的基线）中，色氨酸被消耗掉。色氨酸的消耗与 IDO 活性的增加并存。尽管当前分析中的样本量相当有限，但 IDO 活性降低和（或）血清 Trp 水平升高与良好的预后具有一定相关性。

综上所述，适度低温治疗可改善重度缺血再灌注脑损伤患者的神经功能疗效。患者应在 4～8 小时内接受目标温度管理，以减少继发性脑损伤并改善大脑恢复。亚低温对于药物代谢而言，通过降低大多数酶介导的反应速度从而影响药代动力学改变，特别是血管活性药物、镇静和镇痛药物。体温过低会增加药物浓度，降低药物清除率并延长药物使用时间。每种药物的剂量或清除率改变后达到新的稳态所需的时间影响药物半衰期。目前仍未阐明不同目标温度管理与药物代谢作用机制，例如目标温度的高低、每种药物剂量、是否都会造成最终治疗及预后的差异。未来研究我们需进一步做更多的动物或临床试验，探究亚低温影响药物代谢机制，尽可能减少对药物代谢不良的影响，以短效、少剂量、适当浓度达到神经功能保护的最佳治疗方法。

（新疆维吾尔自治区人民医院急诊科　穆叶赛·尼加提、阿不拉江·赛达明、热依拉·拜克力）

参考文献

[1] URITS I, JONES M R, ORHURHU V, et al. A comprehensive update of current anesthesia perspectives on thera-

peutic hypothermia. Adv Ther, 2019, 36(9): 2223 - 2232.

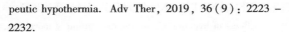

[2] BRO-JEPPESEN J, ANNBORN M, HASSAGER C, et al. Hemodynamics and vasopressor support during targeted temperature management at 33 ℃ Versus 36 ℃ after out-of-hospital cardiac arrest: a post hoc study of the target temperature management trial. Crit Care Med, 2015, 43(2): 318 -327.

[3] STAUDACHER D L, HAMILTON S K, DUERSCHMIED D, et al. Isoflurane or propofol sedation in patients with targeted temperature management after cardiopulmonary resuscitation: a single center study. J Crit Care, 2018, 45: 40 -44.

[4] BJELLAND T W, KLEPSTAD P, HAUGEN B O, et al. Concentrations of remifentanil, propofol, fentanyl, and midazolam during rewarming from therapeutic hypothermia. Acta Anaesthesiol Scand, 2014, 58(6): 709 -715.

[5] GEOCADIN R G, CALLAWAY C W, FINK E L, et al. Standards for studies of neurological prognostication in comatose survivors of cardiac arrest: a scientific statement from the American heart association. Circulation, 2019, 140(9): e517 - e542.

[6] NOLAN J P, SOAR J, CARIOU A, et al. European resuscitation commission and European intensive care medical association post-resuscitation care guide 2015. Recovery 2015, 95: 202 -222.

[7] BJELLAND T W, KLEPSTAD P, HAUGEN B O, et al. Effects of hypothermia on the disposition of morphine, midazolam, fentanyl, and propofol in intensive care unit patients. Drug Metab Dispos, 2013, 41(1): 214 - 223.

[8] XU L J, YENARI M A, STEINBERG G K, et al. Mild hypothermia reduces apoptosis of mouse neurons *in vitro* early in the cascade. J Cereb Blood Flow Metab, 2002, 22(1): 21 - 28.

[9] NIELSEN N, WETTERSLEV J, CRONBERG T, et al. TTM Trial Investigators: Targeted temperature management at 33 ℃ versus 36 ℃ after cardiac arrest. N Engl J Med, 2013, 369: 2197 - 2206.

[10] PANCHAL A R, BERG K M, HIRSCH K G, et al. 2019 American heart association focused update on advanced cardiovascular life support: use of advanced airways, vasopressors, and extracorporeal cardiopulmonary resuscitation during cardiac arrest: an update to the American heart association guidelines for cardiopulmonary resuscitation and emergency cardiovascular care. Circulation, 2019, 140(24): e881 - e894.

[11] KATTWINKEL J, PERLMAN J M, AZIZ K, et al. Neonatal resuscitation: 2010 American heart association guidelines for cardiopulmonary resuscitation and emergency cardiovascular care. Pediatrics, 2010, 126(5): e1400 - e1413.

[12] SIGAL A P, SANDEL K M, BUCKLER D G, et al. Im-

pact of adrenaline dose and timing on out-of-hospital cardiac arrest survival and neurological outcomes. Resuscitation, 2019, 139: 182 – 188.

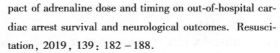

[13] ANDERSEN L W, KURTH T, CHASE M, et al. Early administration of epinephrine (adrenaline) in patients with cardiac arrest with initial shockable rhythm in hospital: propensity score matched analysis. BMJ, 2016, 353: i1577.

[14] SOLEIMANPOUR H, RAHMANI F, GOLZARI S E, et al. Main complications of mild induced hypothermia after cardiac arrest: a review article. J Cardiovasc Thorac Res, 2014, 6(1): 1 – 8.

[15] KAUFMANN J, WELLNHOFER E, STOCKMANN H, et al. Clopidogrel pharmacokinetics and pharmacodynamics in out-of-hospital cardiac arrest patients with acute coronary syndrome undergoing target temperature management. Resuscitation, 2016, 102: 63 – 69.

[16] STEBLOVNIK K, BLINC A, MIJOVSKI M B, et al. Ticagrelor versus clopidogrel in comatose survivors of out-of-hospital cardiac arrest undergoing percutaneous coronary intervention and hypothermia: a randomized study. Circulation, 2016, 134(25): 2128 – 2130.

[17] SCHEFOLD J C, FRITSCHI N, FUSCH G, et al. Influence of core body temperature on Tryptophan metabolism, kynurenines, and estimated IDO activity in critically ill patients receiving target temperature management

following cardiac arrest. Resuscitation, 2016, 107: 107 – 114.

[18] HIRSCH K G, CALLAWAY C W. Translating protective hypothermia during cardiac arrest into clinical practice. JAMA, 2019, 321(17): 1673 – 1675.

◎第十三章

目标温度管理患者的神经功能评估

心肺复苏后患者神经功能损伤的严重程度决定患者的预后是否良好，如何准确、全面地评估并预测神经功能预后是复苏领域研究的热点和难点。目前神经功能的评估策略包括：临床评估、生物标记物、影像学检查及神经电生理检查。本节就心肺复苏后神经功能的预后评估进行介绍，旨在为临床医师提供预测神经功能预后的合理策略及规范流程（图 13－1）。

一、临床评估指标

临床评估主要包括神经系统体格检查及是否存在神经功能异常的临床表现。体格检查具有普遍性和易操作性，是心脏骤停后昏迷患者死亡或

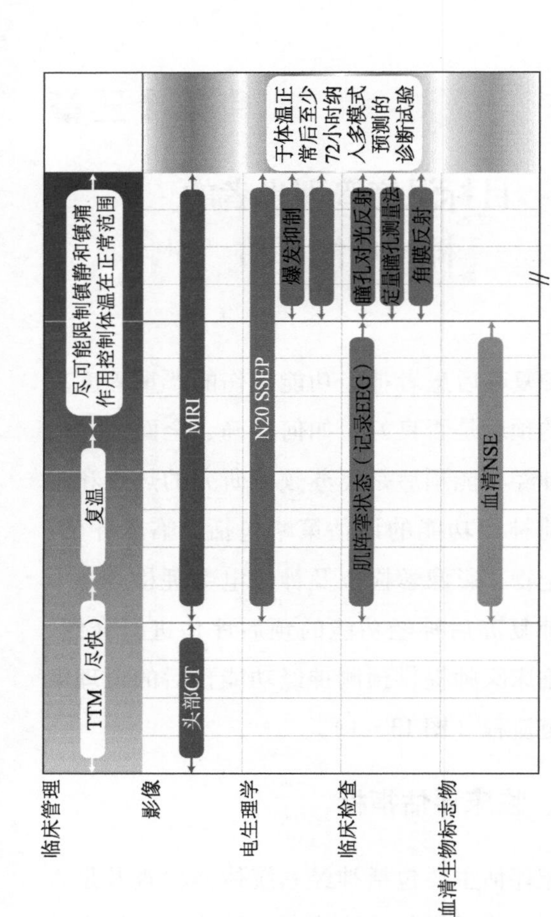

注：摘自2020美国心脏协会心肺复苏和心血管急救指南。

图13－1 神经功能预后判断流程图（见书末彩插）

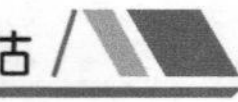

预后不良的有效预测因子。

1. 瞳孔对光反射及角膜反射

躯体反射是判断患者意识状态的重要标志，虽然非低温治疗以及低温治疗两种情况下，自主循环恢复（ROSC）后即刻根据瞳孔对光反射和角膜反射判断预后的价值有限，但 ROSC 后 72 小时仍无以上反射则提示预后极差，其错误率（false positive rate，FPR）为 0。因此对于非低温治疗以及低温治疗患者根据瞳孔对光反射及角膜反射进行神经功能预后判断均应在 ROSC 后 72 小时以上进行。

2. 疼痛趋避反应

格拉斯哥昏迷评分中肢体运动评分≤2 分（具体表现为疼痛刺激时肢体会伸直或肢体对疼痛刺激无反应）提示神经功能预后差。但是需警惕镇痛药物及肌松药（目前常用的肌松药如维库溴铵、阿曲库铵、罗库溴铵等）的作用干扰检查的结果。对于非低温治疗及低温治疗，根据疼痛趋避反应推测神经功能预后的时间点相似，同样为 ROSC 后 72 小时以上。

3. 肌阵挛

肌阵挛是由于肌肉收缩或是抑制而出现的临床现象，是CPR后常见的现象。对于接受低温治疗患者，ROSC后72小时以内的肌阵挛发作与较差的神经功能预后之间的关系并不稳定，但ROSC后一周内两者之间存在强烈的联系。但如果ROSC后48小时以内出现持续的肌阵挛发作，无论是否接受低温治疗，均提示神经功能预后较差。

二、生物标记物

1. 神经元特异性烯醇化酶（neuron-specific enolase，NSE）

NSE是指一种主要存在于神经内分泌源性的神经元、细胞及肿瘤组织胞浆内的糖酵解酶。大脑发生缺血缺氧改变后神经细胞受损，细胞内的NSE溢出通过脑脊液进入血液致血清NSE升高。因此NSE水平的升高程度与脑损伤的严重程度密切相关，且镇静药物不易影响其变化曲线。非低温治疗及低温治疗两种情况下监测NSE均应在ROSC后48～72小时。

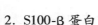

2. S100-β 蛋白

S100-β 蛋白是神经组织蛋白的一种，主要集中在中枢神经系统星形胶质细胞内。当脑组织损伤后，脑脊液中升高的 S100-β 蛋白就通过受损的血脑屏障进入血液。在对脑损伤时的检测中，S100-β 蛋白特异性较强。而正常成人血清中 S100-β 蛋白的浓度低于 0.2 μg/L。缺血性脑损伤后 20 分钟，血清 S100-β 蛋白即可达到峰值，心脏骤停即刻，其值可达 3.14 ng/mL，若缺血缺氧时间较短，血清 S100-β 蛋白一般在 24 小时内恢复正常；心肺复苏后患者 12 小时血清 S100-β 蛋白较心搏骤停时下降，但仍高于正常，一般在第 2 到 3 天呈现下降趋势；若表现为持续较高水平，甚至进一步升高，提示可能发生严重的脑损伤。非低温治疗及低温治疗在 ROSC 后 24～72 小时监测 S100-β 蛋白与神经功能预后联系强度高。

三、影像学检查

1. 头颅 CT 检查

头颅 CT 能显示出心脏骤停后脑水肿的典型特

征，同时可以排除如脑出血导致的昏迷。无论是否接受低温治疗均应在 ROSC 后 24 小时内尽快完成头颅 CT 检查。主要通过基底节区和端脑的灰质密度与白质密度之比（GWR）来预测颅脑缺血缺氧的损伤程度，比值越小表明脑水肿越严重，预后越差。计算 GWR 需从以下几个部位获取 CT 值：灰质包括基底节区的尾状核（CN）和壳核（PU）、端脑的中央皮质半卵圆中心（MC1）和端脑凸面（MC2）；白质包括基底节区的胼胝体（CC）和内囊后肢（PIC）、端脑的中央皮质半卵圆中心（MW1）和端脑凸面（MW2）。我们可以计算出 3 个 GWR 值，即基底节区的 GWR 值：(CN + PU)/(CC + PIC)；端脑部位的 GWR 值：(MC1 + MC2)/(MW1 + MW2)；和以上两者的平均值[(CN + PN)/(CC + PIC) + (MC1 + MC2)/(MW1 + MW2)]/2。GWR 的平均值 <1.14 时预测差的神经功能结局的准确度高（特异度 100%）。

2. 头颅核磁（MRI）检查

头颅 MRI 可以提供更为准确的图像结果，但

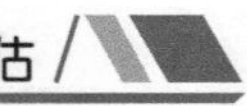

危重患者难以进行 MRI 检查。相比来讲 CT 更易行、安全、价格偏低，患者入 ICU 前可完善头颅 CT，同时也可排除颅内器质性病变，如脑出血等。

四、神经电生理检查

神经电生理检查具有安全、重复性好、易于床边操作等特点，越来越多地应用于神经功能评价中。

1. 脑电图（electroencephalogram，EEG）

脑电图对于评估脑功能有重要价值。EEG 通过记录大脑皮层的电活动，可反映大脑不同部位的功能活动情况，其特点在于直接反应脑代谢异常，提供反映脑功能的重要信息。应尽可能在患者 ROSC 后 48 小时内行脑电图检查，并动态观察其变化有助于判断病情，EEG 改善则病情可能向好的方向转化。对于低温治疗患者，低温维持期及复温后（ROSC 后 48 ~ 72 小时）脑电活动缺乏或出现癫痫样放电提示差的神经功能预后；不建议单独使用低电压及爆发抑制预测神经功能。EEG 对大脑皮层功能改变敏感，但对评估脑干功能的敏感性较差，且易受镇静药物的影响。

2. 脑电双频指数（bispectral index，BIS）

BIS 值是一种量化的脑电图参数，包含了有价值的脑电图信息，可以反映大脑皮层功能及判定心肺复苏后的神经功能预后，甚至可以预测昏迷患者脑死亡的发生。BIS 持续大于 80 提示患者清醒的可能性大，持续低于 20 且进行性下降提示患者病死率高，BIS 持续稳定在 40～60 的患者大多呈植物状态。

3. 体感诱发电位（somatosensory evoked potential，SSEP）

体感诱发电位是检测大脑皮质及脑干功能的灵敏指标，可确定特定通路的功能障碍。SSEP 中正中神经刺激产生的 N20 是目前研究较为深入的诱发电位波形。心肺复苏后存活患者缺乏正中神经刺激诱发的双侧 N20 波形，预示差的神经功能结局。没有接受低温治疗患者应在 ROSC 后 24～48 小时内完成体感诱发电位检查，而低温治疗患者可延长至 72 小时后（低温维持期及复温后均可）。此外，SSEP 较少被药物和代谢紊乱所影响，故可能是神经功能损伤最好和最可靠的预测工具。

（北京大学第三医院急诊科 李硕、冯璐）

参考文献

[1] PANCHAL A R, BARTOS J A, CABAÑAS J G, et al. Part 3: adult basic and advanced life support: 2020 American heart association guidelines for cardiopulmonary resuscitation and emergency cardiovascular care. Circulation, 2020, 142(16_suppl_2): S366 – S468.

[2] SANDRONI C, CARIOU A, CAVALLARO F, et al. Prognostication in comatose survivors of cardiac arrest: an advisory statement from the European Resuscitation Council and the European Society of Intensive Care Medicine. Resuscitation, 2014, 85(12): 1779 – 1789.

[3] SAMANIEGO E A, MLYNASH M, CAULFIELD A F, et al. Sedation confounds outcome prediction in cardiac arrest survivors treated with hypothermia. Neurocrit Care, 2011, 15(1): 113 – 119.

[4] KAPURAL M, KRIZANAC-BENGEZ L, BARNETT G, et al. Serum S-100beta as a possible marker of blood-brain barrier disruption. Brain Res, 2002, 940(1/2): 102 – 104.

[5] MUSSACK T, BIBERTHALER P, GIPPNER-STEPPERT C, et al. Early cellular brain damage and systemic in-

flammatory response after cardiopulmonary resuscitation or isolated severe head trauma: a comparative pilot study on common pathomechanisms. Resuscitation, 2001, 49(2): 193 - 199.

[6] LEE B K, JEUNG K W, LEE H Y, et al. Combining brain computed tomography and serum neuron specific enolase improves the prognostic performance compared to either alone in comatose cardiac arrest survivors treated with therapeutic hypothermia. Resuscitation, 2013, 84 (10): 1387 - 1392.

[7] CHOI S P, PARK H K, PARK K N, et al. The density ratio of grey to white matter on computed tomography as an early predictor of vegetative state or death after cardiac arrest. Emerg Med J, 2008, 25(10): 666 - 669.

[8] TORBEY M T, SELIM M, KNORR J, et al. Quantitative analysis of the loss of distinction between gray and white matter in comatose patients after cardiac arrest. Stroke, 2000, 31(9): 2163 - 2167.

[9] METTER R B, RITTENBERGER J C, GUYETTE F X, et al. Association between a quantitative CT scan measure of brain edema and outcome after cardiac arrest. Resuscitation, 2011, 82(9): 1180 - 1185.

[10] KIM S H, CHOI S P, PARK K N, et al. Early brain computed tomography findings are associated with outcome in patients treated with therapeutic hypothermia after out-of-hospital cardiac arrest. Scand J Trauma Resusc

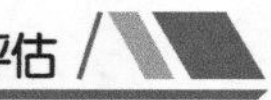

Emerg Med, 2013, 21: 57.

[11] CHOI S P, PARK K N, PARK H K, et al. Diffusion-weighted magnetic resonance imaging for predicting the clinical outcome of comatose survivors after cardiac arrest: a cohort study. Crit Care, 2010, 14(1): R17.

[12] ALEXANDRE J, KAHATT C, BERTHEAULT-CVITKOVIC F, et al. A phase I and pharmacokinetic study of irofulven and capecitabine administered every 2 weeks in patients with advanced solid tumors. Invest New Drugs, 2007, 25(5): 453 -462.

[13] STAMMET P, WERER C, MERTENS L, et al. Bispectral index (BIS) helps predicting bad neurological outcome in comatose survivors after cardiac arrest and induced therapeutic hypothermia. Resuscitation, 2009, 80(4): 437 -442.

[14] 刘汉，刘颖，徐英，等. 脑电双频指数对心肺复苏术后患者预后的评估. 中华急诊医学杂志，2012，21(1): 24 -27.

◎第十四章

目标温度管理患者的护理

目标温度管理是一项重要的体温监测技术，由于能够改善危重症患者神经功能的预后，近年来被广泛应用于心脏骤停复苏后治疗、脑卒中及颅脑损伤等领域。但在临床实施过程中，核心体温的改变势必会引起机体生理功能和新陈代谢的变化，进而加重患者本身的病情而导致严重并发症。因此，护理人员在临床工作中应注重对患者的温度控制及重要数据监测，采用有效的护理措施为患者实施精细化的护理，防止相关并发症的发生。

一、温度控制及监测

在目标温度管理实施的 4 个阶段，维持体温稳定是低温治疗成功的关键，护理人员需密切观察核心温度是否在目标范围内并记录体温值。

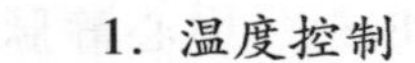
1. 温度控制

低温诱导期：需在 2～3 小时内降低患者体温至目标温度（32～34 ℃），降温速度以 0.5～1.0 ℃/h 为宜。

低温维持期：维持目标温度 24～48 小时，严格控制核心温度在目标温度 ±0.2 ℃。

复温和正常体温维持期：复温速率要缓慢，控制在≤0.25 ℃/h，12～20 小时后使患者体温恢复至 36.5～37.5 ℃。

2. 体温监测

低温诱导期，每 30 分钟记录体温一次，观察核心温度是否在目标范围内。

低温维持期，每小时记录体温 1 次，应保证温度偏离 <0.2 ℃，且偏离时间 <10 分钟。

复温和正常体温维持期，每小时记录体温 1 次。

二、重要数据监测

在低温治疗过程中，护理人员需密切观察患者的生命体征（心率、血压、呼吸、SpO_2）、脑电双频指数（bispectral index，BIS）、中心静脉压、动脉血气、血常规、血生化、凝血、血糖及出入量等指标并进行动态监测与记录（表14－1）。

表14－1　低温治疗过程中的重要数据监测方案

监测指标	低温诱导期	低温维持期	复温期	正常体温维持期
生命体征	持续	持续	持续	持续
BIS	持续	持续	持续	持续
尿量	每1小时	每1小时	每1小时	每1小时
中心静脉压	每2小时	每4小时	每2小时	每4小时
血气分析	每2小时	每4小时	每2小时	每4小时
心电图	每2小时	每4小时	每2小时	每4小时
快速血糖	每2小时	每2小时	每2小时	每2小时
血常规，血生化（肝功、肾功、心肌酶、电解质），凝血功能	每4小时	每4小时	每4小时	每4小时

三、常规护理

1．导管护理

血管内降温设备使用的热交换导管是一个多

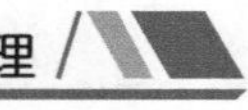

腔血管内导管，外径 8.5 F，长度 38 cm，其为深静脉置管，具有侵袭性。根部有 3～5 个管腔，其中 2 个专门用于注入和流出冷却盐水进行热交换，另外 1～3 个是标准导管，可用于静脉输注液体、采集血液标本。

① 妥善固定导管，防止患者躁动、翻身时牵拉、脱出导管。

② 加强观察有无局部渗血及皮下血肿形成，预防局部出血。

③ 热交换导管置管后 24 小时内换药 1 次，以后隔日换药 1 次，有渗液、渗血及时更换；固定贴常规 3 天更换 1 次；使用导管上的厘米刻度作为参考，每班观察并在患者的记录单上记录留置长度。

④ 常规每 8 小时采用生理盐水 20 mL 冲管 1 次，保持管道通畅，防止栓子形成。冲洗导管时，小于 10 mL 的注射器因压力过大易导致导管内腔泄露或导管破裂，因此进行静脉注射药物、冲管、封管时均使用 20 mL 注射器。

⑤ 热交换导管进行输液时，输注可能受到低

温影响（4 ℃）的药物要小心谨慎，如20%甘露醇是对温度敏感性药物，易结晶引起堵管，因此低温治疗时，该类药物不可通过热交换导管输注；禁止使用热交换导管输注刺激性强及高渗溶液。

2. 皮肤护理

低温治疗时，制冷剂输入管道与Icy导管的连接处靠近患者大腿皮肤，为防止冻伤，对易与皮肤接触处的冷凝管用纱布包裹，定期清理冷凝水及变动位置。患者在低温状态下，血管收缩、血流量减少，又长期卧床，为防止压疮的发生，护理时须应用气垫床减压并2小时翻身1次，翻身动作要缓慢，对骨突处皮肤、耳郭、受压部位可给予敷料进行保护，定时进行Braden压疮风险评估，当评分<18分时给予警示牌提示。

3. 呼吸道护理

低温治疗会降低基础代谢，抑制免疫功能，诱发感染。护理人员应每2~3小时为患者进行一次叩背，促进痰液的松解，利于痰液排出。不需平卧或无禁忌患者，床头可抬高30°~45°。口腔护理每日2次，口腔护理液选择0.02%醋酸氯已

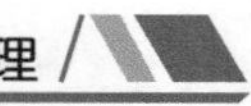

定溶液。选用呼吸机加温加湿器进行气道湿化，温度在 34～41 ℃，相对湿度 100%。使用封闭式吸痰管吸痰，维持气囊压力 25～30 cmH_2O 并给予声门下吸引。

四、并发症的观察及护理

1. 循环系统

低温会带来低血压、低血容量、心动过缓、心律失常等并发症，其发生率为 36%～58%。因此低温治疗过程中需给予患者生命体征和中心静脉压的监测，观察患者心率、心律的改变，尤其在进行翻身、扣背以及气道吸引时，动作应轻柔，防止出现一过性心率下降，导致心律失常。研究表明，应维持心率 50～65 次/min，血压(110～120)/(50～60) mmHg，若患者在低温治疗期间出现 2 次心率 <50 次/min，立即报告医师。严格控制输注药液的速度和剂量，监测每小时尿量，同时注意汗液、唾液等隐形分泌物。

2. 电解质

低温治疗时，会诱发低钾血症、高钾血症、

高钠血症、低镁血症等电解质紊乱的发生。因此护理人员应在不同时间点分别进行不同数值的监测与评估（详见低温治疗过程中的重要数据监测），动态描绘曲线，从而利于观察患者各项指标，有效减少异常情况的发生。血钠升高时，遵医嘱适当采用0.45%氯化钠溶液替代生理盐水用于静脉输液，输液时速度宜适当减慢，否则血钠过低可造成低渗性脑肿胀。

3. 凝血功能

低温全程，由于血液流动缓慢，血黏度增加，血小板黏附血管壁增多，使血小板数量减少。研究表明血小板计数在低于35 ℃时会出现异常，凝血因子在低于33 ℃时开始受到影响，因此应定期进行凝血功能及血小板测定，防止发生凝血功能障碍。在患者采血后，需要延长按压时间，避免因凝血异常导致穿刺部位出血。

4. 控制寒战及肌束颤动

当机体温度低于正常时，体温调节中枢为保持体温，通过骨骼肌收缩以增加热量而发生寒战，影响低温的实施。寒战阈值约为35.5 ℃且与皮肤温度呈负相关。为了安全进行低温治疗，必须准确对寒战进行评估，可采用床旁寒战评估量表（bedside shivering assessment scale，BSAS）每0.5小时对患者进行评估。BSAS分为4个等级：0级，无寒战；1级，轻度寒战，仅局限于颈部和（或）胸部抖动；2级，中度寒战，颈部、胸部上肢明显抖动；3级，重度寒战，躯干和四肢明显抖动。

根据实际情况采用药物或非药物类抗寒措施。药物主要包括镇静催眠药、镇痛药等，应用时须持续给予微量静脉泵入，注意保证药物浓度、速度的稳定，同时应监测血药浓度，防止药物蓄积。非药物抗寒战主要通过体表保温，目前推荐充气循环毯或36.5 ℃恒温保温毯，可用大单包裹毯面铺至患者身下，表面覆盖棉被，双手、双脚用棉套包裹，让患者全身体表感受到温暖并传到下丘脑，既不会引发寒战和肌束颤动，也不影响核心体温，从而减少镇静药物的应用，提高患者舒适度。建议体表保温与抗寒战药物联合应用，效果优于单一抗寒战方法。

5. 胃肠功能

低温治疗期间患者易发生胃潴留，胃肠功能障碍（胃残留量 >200 mL）发生率占 95.5%，因此低温治疗前放置空肠管，既能缓解低温患者胃潴留的发生，又能实现早期肠内营养支持。研究指出体温低于 37 ℃后，每降 1 ℃代谢将减少 7%~10%，因此需减慢肠内营养持续滴入的速率。建议应用肠内营养泵连续泵入营养液，起始速度设为 10 mL/h，滴注 6 小时后，观察患者耐受情况，按每小时增加 20 mL 的速度，缓慢增至目标速度。定时检测胃残余量，若 >60 mL，应适当降低鼻饲速度或停止肠内营养，注意营养液温度，以免造成腹泻、腹胀、反流等不良反应。

6. 预防深静脉血栓

低温过程中患者肢体活动减少，长时间卧床易导致下肢静脉血栓形成，低温前后需应用抗血栓弹力袜，并抬高下肢 20°~30°，促进静脉回流。给予弹力袜时首先要测量患者腿围确认适合型号，再选择合适方法进行穿着。低温过程中，每天 2 次应用下肢压力抗栓泵，每次 15 分钟，以

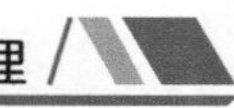

促进下肢血液循环，预防下肢静脉血栓形成。每6小时测量双下肢距髌骨上缘20 cm处、距髌骨下缘10 cm处周长，如出现周长增加或双侧肢体同一平面的周长相差>0.5 cm等异常变化时，及时通知医师。

7. 颅内压

护理人员应严密观察并描记颅内压的数值变化，按照时间和剂量要求使用脱水剂、白蛋白及镇静剂。避免管道受压、打折影响颅压数据监测，如压力持续>2.7 kPa并伴有颅内高压征象时应迅速报告医师。各种护理操作应集中进行，进行体位改变、更换床单、气道吸引时，患者易出现瞬间颅内压增高，因此一名护士需持续观察颅内压的数值变化，且移动患者身体幅度要小，保持平卧头正位，床头抬高25°~30°。随着吸痰时间延长，颅内压会明显高于吸痰前，因此吸痰应控制在15秒内。

（北京大学第三医院急诊科　马莉）

参考文献

[1] 马莉，沈晓菲，谢蕊．血管内热交换技术的临床应用研究进展．护理研究，2016，30(35)：4360 -4364.

[2] HAMAYA H，HIFUMI T，KAWAKITA K，et al. Successful management of heat stroke associated with multiple-organ dysfunction by active intravascular cooling. Am J Emerg Med，2015，33(1)：124. e5 -124. e7.

[3] 罗冬华，王静新，廖黎，等．血管内亚低温治疗在神经重症患者脑保护中的应用与护理．齐鲁护理杂志，2015，21(5)：86 -88.

[4] 刘芳，杨倩倩，杨莘，等．重症脑缺血患者行血管内热交换低温治疗护理实践与依据．中国护理管理，2014，14(9)：974 -978.

[5] 邬闻文，金奕，徐旭东．8 例重型颅脑损伤行血管内降温治疗病人并发高钠血症的原因及护理．护理研究，2014，28(8)：1005 -1006.

[6] 崔君霞，金奕，于华．35 例重型颅脑损伤患者血管内低温治疗的分期护理．中华护理杂志，2012，47(7)：613 -615.

[7] FARIDAR A，BERSHAD E M，EMIRU T，et al. Therapeutic hypothermia in stroke and traumatic brain injury. Front Neurol，2011，2：80.

[8] TØMTE Ø，DRÆGNI T，MANGSCHAU A，et al. A comparison of intravascular and surface cooling techniques in comatose cardiac arrest survivors. Crit Care Med，

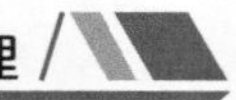

2011, 39(3): 443 -449.
[9] 刘淑玲, 徐鹏, 李兰翠, 等. 32 例血管内低温治疗重型颅脑损伤病人的护理. 护理研究, 2011, 25(4): 332 -333.
[10] 刘淑玲, 刘海波, 李兰翠, 等. 恒温保温毯在血管内低温治疗重型颅脑损伤中的应用观察. 护士进修杂志, 2011, 26(3): 237 -239.
[11] THOMPSON H J, KIRKNESS C J, MITCHELL P H. Hypothermia and rapid rewarming is associated with worse outcome following traumatic brain injury. J Trauma Nurs, 2010, 17(4): 173 -177.

◎第十五章

目标温度管理团队的建设和管理

目标温度管理的实施具有时效性及复杂性，需要在具备开展核心温度监测和管理条件的医院进行，因此医院需建立专业的低温治疗团队。低温治疗团队应该24小时待命并能够快速启动。与胸痛中心类似，低温治疗强调快速启动，尽量缩短门到低温启动（door-to-TTM）的时间。低温治疗团队应该以急诊科的医护人员为核心，根据各个医疗机构的不同情况，酌情纳入心血管科、危重医学科等科室的成员。

一、医疗设备和资源

医疗机构设置专门用于抢救心脏骤停患者的治疗单元（如在急诊抢救室中设置相对独立的复

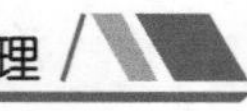

苏室)，空间相对开阔，能够容纳多名医护人员同时进行医疗操作。配置抢救心脏骤停患者的常用设备（如抢救车、呼吸机、多功能监护仪、胸外按压辅助装置、床旁超声等)。

能够 7×24 小时随时收治危重患者的重症监护治疗单元。

至少一台具有温度反馈调节功能的体表或血管内低温治疗设备。

核心温度检测系统，包括具备实时温度监测的监护设备，温度监测导线，核心温度监测装置(如测温尿管、测温胃管、鼓膜温度探头等)。同时需要监测血量动力学状态的患者，可以考虑使用 PiCCO 实时监测血温。

有创动脉压力监测装置（桡动脉导管、压力监测套装、压力监测模块等)。

能够准确测量每小时尿量的尿液收集系统。

神经功能监测系统，如脑电双频指数（bispectral index，BIS)、体感诱发电位、脑电图等。

能够 7×24 小时进行 CT 扫描的放射科。

能够 7×24 小时进行血液学检查的检验科。

推荐配置无创和（或）有创血流动力学监测系统。

二、医疗团队

低温团队中的医师主要负责低温治疗的启动和实施，至少一名高级职称医师，两名中级职称医师。深入学习和了解低温治疗的原理和方法、低温环境下机体的生理和病理生理学变化，熟悉本单位低温治疗设备的使用情况。具备快速置入动脉和深静脉导管和应对困难置管的能力。

三、护理团队

低温团队中的护士主要负责低温治疗中的监测和护理，至少一名具备监护病房工作经验的主管护师或护师。熟悉低温治疗的原理和方法、低温环境下机体的生理和病理生理学变化，以及本单位低温治疗设备的使用，能够熟练使用各种监测设备。熟悉本单位低温治疗设备的护理要点，对于体表降温设备主要是皮肤护理和冻伤的防止，对于血管内降温设备主要是深静脉导管的护理和

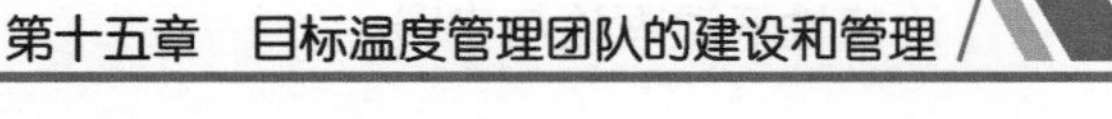

血栓的预防。

四、标准化流程

建立低温团队的7×24小时备班指导。

建立心脏骤停后患者的低温治疗启动流程图，确保任何年资的医师能够遵循流程图，快速和正确地做出是否启动低温团队的初始决策。

建立低温治疗流程。一旦启动低温团队，各级医护人员应该遵循流程有序安排下列工作：①复苏室的医护人员进行初始的呼吸、循环管理；②尽快协调监护病房床位，确保在低温团队达到前将患者转送至监护病房（低温治疗应该尽可能安排在监护病房进行，而不是急诊抢救室）；③监护病房的医护人员完善相关的准备，如各种监测导管的置入、低温治疗设备的预充等；④低温团队的医师达到后立即置入血管内导管并开始降温，或放置体表降温垫并开始降温；⑤低温团队的护士达到和专门负责低温治疗相关的护理工作，监护病房的护士负责该患者的其他治疗和护理工作。

建立符合医疗机构工作特点的低温治疗监测计划。

建立低温治疗的应急预案，尤其是紧急复温预案和严重电解质紊乱的处理预案。

和心内科、介入血管科等建立合作机制，确保心脏骤停患者能够尽早接受病因治疗（如急诊冠脉造影、动脉瘤封堵术等），以及同时进行低温治疗的合作方案。

（北京大学第三医院急诊科　郑康、马青变）

◎第十六章

目标温度管理的技术应用展望

目标温度管理改变了心脏骤停后的治疗。近年来目标温度管理越来越多地用于心脏骤停患者的复苏后治疗中。研究者们认为心脏骤停的患者可以通过多种机制从治疗性低温中获益，如减轻缺血性损伤、即刻再灌注损伤和延迟再灌注损伤。虽然目标温度管理被推荐作为改善心脏骤停后患者神经功能的重要干预措施，但它是一种复杂的治疗方法，为了最大化其神经保护作用，需要“捆绑”一系列标准化的干预措施和临床决策，因而关于它的实际应用仍存在许多争议。

一、最佳目标温度

2013 年重磅研究的“目标温度管理试验(TTM)”发布，开启了最佳目标温度的争论。其研究结论为33 ℃与36 ℃治疗方案有着相似的生存率和神经功能预后。自此以后TTM的使用率明显减少。美国一项针对45 935位患者的观察性研究发现，在TTM试验发表后，在任何温度下TTM的总体使用率从52.5%下降至46%。许多医师认为患者体温在常温范围（即约37 ℃）与36 ℃治疗效果类似，且没有低温治疗的并发症。许多医疗中心在临床上完全不控制温度，或仅仅用退热药物控制发烧。

而自此后目标温度管理的支持者们开始批评TTM试验的过程，他们认为该研究中存在患者异质性高、复苏时间短、诱导阶段慢、复温过快等问题，这些可能影响了主要结果。他们仍然认为33 ℃的TTM是最好的治疗方法，是心脏骤停患者的选择。而美国心脏协会和欧洲复苏委员会的指南则绕开了关于目标温度的争议，将推荐的目标温度范围从32～34 ℃扩展到了32～36 ℃。

事实上放弃目标温度管理是对TTM试验的错误解读。近年来已经研究表明，目标温度从32～33 ℃调整到36 ℃后神经功能预后变差了。

其中规模最大的研究纳入了 16 252 位患者，进行了 ANZICS-CORE 数据库分析。研究结果指出从 2005 年 1 月到 2013 年 11 月，心脏骤停死亡率每年持续降低 1.3%，但是在 TTM 试验发布后一个月内的心脏骤停死亡率无法解释地突然上升了 1%。此后尽管患者越来越年轻，且旁观者心肺复苏比例升高，但死亡率仍继续每年以 0.6% 的速度增长。

二、启动降温的最佳时间

目前降温启动时间对预后的影响仍不确定。从动物模型中得到的早期证据表明，尽早开始降低体温并尽快达到目标温度是有明显益处的。然而来自人体研究的结果并不一致。有六项研究结果表明院外心脏骤停后院前开始低温（心脏骤停后 <1 小时）与住院后开始低温（心脏骤停后 1 ~ 4 小时）的两组患者的结局无差异。一项对数百名接受目标温度管理患者的非随机观察研究发现，达到目标温度的时间与结局之间并没有一致的关系。然而由于样本量较小，研究在检测两组之间

的任何有意义的差异方面能力有限。另一项纳入1 364名院外心脏骤停患者的研究结果与之前的发现相似，早期接受冰生理盐水降温的患者在到达医院时核心体温明显降低，但是生存率没有统计学差异。但是这种使用冰生理盐水的早期快速降温方法的安全性存在争议，因为在接受快速输液降温的患者再次发生心脏骤停的概率更高，同时住院期间利尿剂的使用率和肺水肿发生率也会增加。总的说来，我们仍然需要更多的证据来研究早期目标温度管理是否有优势。

三、不同降温方式的差异

在提供目标温度管理的各种方法中，使用温度反馈系统的自动化设备可以更快地达到目标温度，与传统降温方法（如冰块、冰垫或冷液体）相比，使用自动化设备患者的温度波动较少，降温速度更加可控。虽然传统降温方法更便宜且更易于应用，但现今TTM的流程更多使用特定的设备来降温和维持目标温度。放置在血管内的降温导管允许血液通过外部冷却循环装置进行降温，实现精确的温度控制，但这种方法的缺点是需要置入中心静脉置管，同时存在导管相关感染以及静脉血栓形成的风险，而且在转运过程中难以实施降温。使用冰毯机等设备的体表降温方式也可以实现比较精确的温度控制，且该方法无创伤性，但由于降温垫需要覆盖身体表面的大部分，会增加医疗和护理操作的难度，同时可能导致皮肤损伤。

很少有研究比较这些降温设备的性能。一项前瞻性研究比较了常用的冷却系统在诱导和维持体温方面的效果，研究包括两种外部水循环降温毯、一种外部水循环的凝胶降温垫和一种带有循环冰生理盐水球囊的血管内降温导管。研究发现与降温毯相比，血管内降温和凝胶降温垫可更快地诱导体温降低，且维持温度保持更稳定。但是比较前两种方法的研究数据很少，目前还无法确定这两种方法性能的差异。未来仍然需要更多的研究以确定最佳降温方式，或探索新的更加高效和安全的降温方式。

四、维持阶段的时长

目前的指南建议TTM的平均持续时间至少为24小时。这一建议同样来自于TTM试验，该试验使患者平均降温24小时，观察数据建议最佳持续时间为18～24小时，以改善神经功能。低温治疗的持续时间是否越长越好？一项荟萃分析结果显示目前没有足够的数据可以回答这个问题。

Kirkegaard等人是第一批进行目标温度管理时长研究的专家。他们团队在2017年进行了48小时和24小时目标温度管理的试验。在这项纳入355名院外心脏骤停的成年患者的随机临床试验中，接受48小时和24小时治疗的患者在6个月时的神经系统结局无显著差异。在该试验中结局没有统计学差异是否表明目标温度管理的持续时间对预后没有影响？值得注意的是该试验纳入的样本量偏少可能会造成偏倚，但是该试验提供的信息对于后续的研究提供了思路。

五、TTM 应用的患者群体

TTM 应用于初始心律为不可电击心律（即无脉电活动和心脏骤停）的心脏骤停患者是有争议的。因为还没有针对这一人群的随机对照临床试验。TTM 和 THAPCA 试验确实包括了相当数量的不可电击心律患者，但在这些亚组中没有发现神经结局或生存期的差异。2019 年发表在《新英格兰医学杂志》的 PERION 临床试验发现心源性或非心源性病因导致的院内或院外心脏骤停患者中，复苏后昏迷的患者使用 33 ℃的低温治疗组患者 90 天的存活率与良好神经预后的比例高于正常目标体温组。

综上所述，心脏骤停后的 TTM 仍存在一些亟待解决的问题。首先，最佳目标温度、启动的低温治疗的时机以及 TTM 的持续时间需要进一步研究。其次，关于应用 TTM 的范围，特别是不可电击心律的心脏骤停患者。另外，最佳降温方法或设备还需要进一步筛选。最后，新兴技术如 EC-MO 等，越来越多地被应用于心脏骤停，温度管理的最佳方法在这类患者中如何实施仍然是未知的。

在目标温度管理领域，未来的研究应进一步探索目标温度管理的细节问题，例如不同的目标温度或持续时间对预后的影响，目前已经有一系列的相关临床研究正在进行，我们期待这些研究将在未来能够为如何实施 TTM 提供更多的证据。

（北京大学第三医院急诊科　翟樯榕、马青变）

参考文献

[1] KALRA R, ARORA G, PATEL N, et al. Targeted temperature management after cardiac arrest: systematic review and meta-analyses. Anesth Analg, 2018, 126(3): 867-875.

[2] NIELSEN N, WETTERSLEV J, CRONBERG T, et al. Targeted temperature management at 33 ℃ versus 36 ℃ after cardiac arrest. N Engl J Med, 2013, 369(23): 2197-2206.

[3] ABAZI L, AWAD A, NORDBERG P, et al. Long-term survival in out-of-hospital cardiac arrest patients treated

with targeted temperature control at 33 ℃ or 36 ℃: a national registry study. Resuscitation, 2019, 143: 142-147.

[4] BRADLEY S M, LIU W H, MCNALLY B, et al. Temporal trends in the use of therapeutic hypothermia for out-of-hospital cardiac arrest. JAMA Netw Open, 2018, 1(7): e184511.

[5] BRAY J E, STUB D, BLOOM J E, et al. Changing target temperature from 33 ℃ to 36 ℃ in the ICU management of out-of-hospital cardiac arrest: a before and after study. Resuscitation, 2017, 113: 39-43.

[6] SALTER R, BAILEY M, BELLOMO R, et al. Changes in temperature management of cardiac arrest patients following publication of the target temperature management trial. Crit Care Med, 2018, 46(11): 1722-1730.

[7] HUANG F Y, HUANG B T, WANG P J, et al. The efficacy and safety of prehospital therapeutic hypothermia in patients with out-of-hospital cardiac arrest: a systematic review and meta-analysis. Resuscitation, 2015, 96: 170-179.

[8] NIELSEN N, HOVDENES J, NILSSON F, et al. Outcome, timing and adverse events in therapeutic hypothermia after out-of-hospital cardiac arrest. Acta Anaesthesiol Scand, 2009, 53(7): 926-934.

[9] SONDER P, JANSSENS G N, BEISHUIZEN A, et al. Efficacy of different cooling technologies for therapeutic

temperature management: a prospective intervention study. Resuscitation, 2018, 124: 14 - 20.

[10] DONNINO M W, ANDERSEN L W, BERG K M, et al. Temperature management after cardiac arrest. Resuscitation, 2016, 98: 97 - 104.

[11] KIRKEGAARD H, SØREIDE E, DE HAAS I, et al. Targeted temperature management for 48 vs 24 hours and neurologic outcome after out-of-hospital cardiac arrest: a randomized clinical trial. JAMA, 2017, 318 (4): 341 - 350.

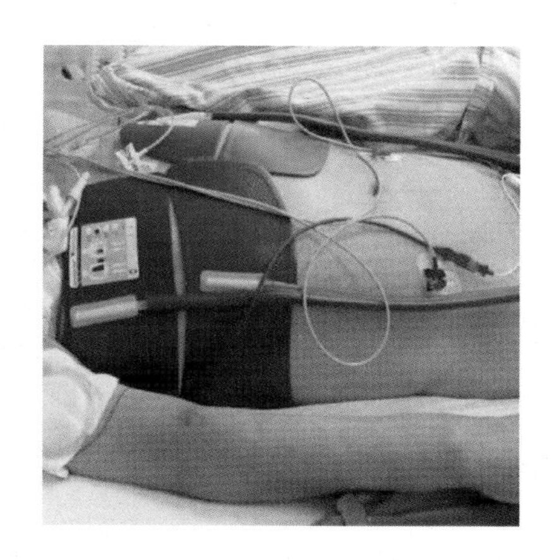

图 2 -1　自黏式体表降温毯

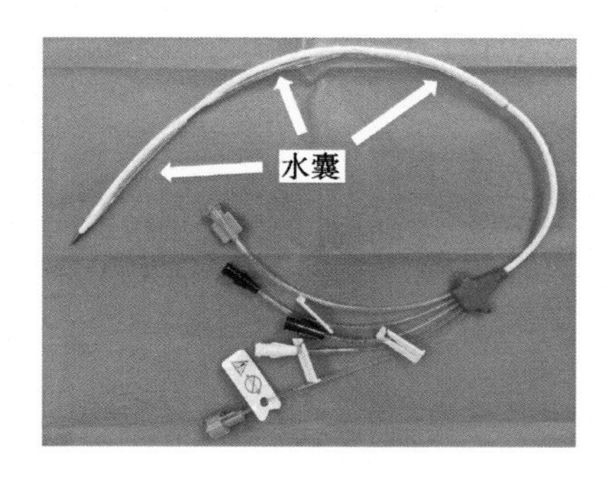

图 2 -2　低温导管

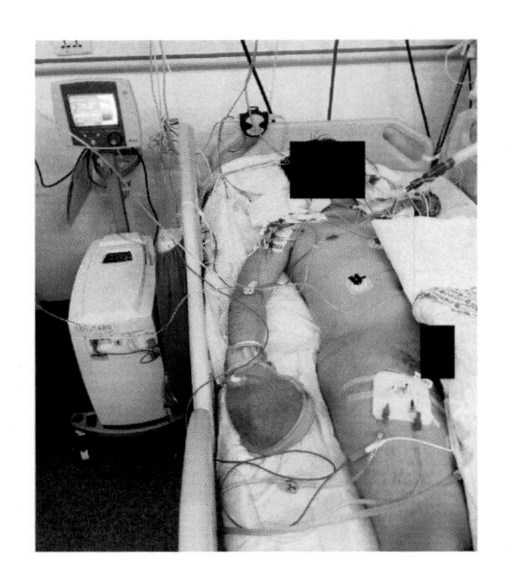

图2－3　血管内降温

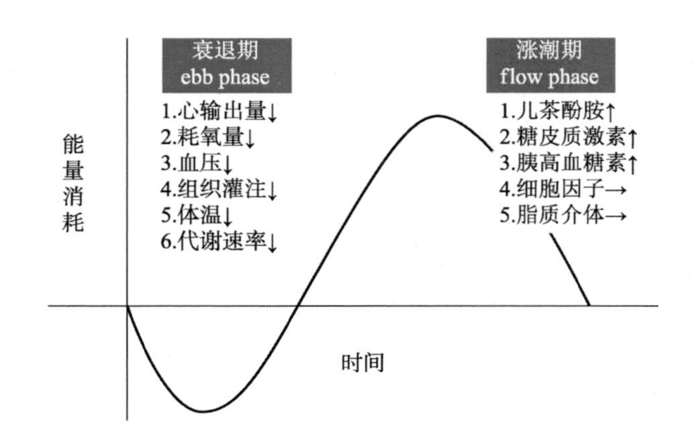

图11－1　全身性损伤的代谢反应

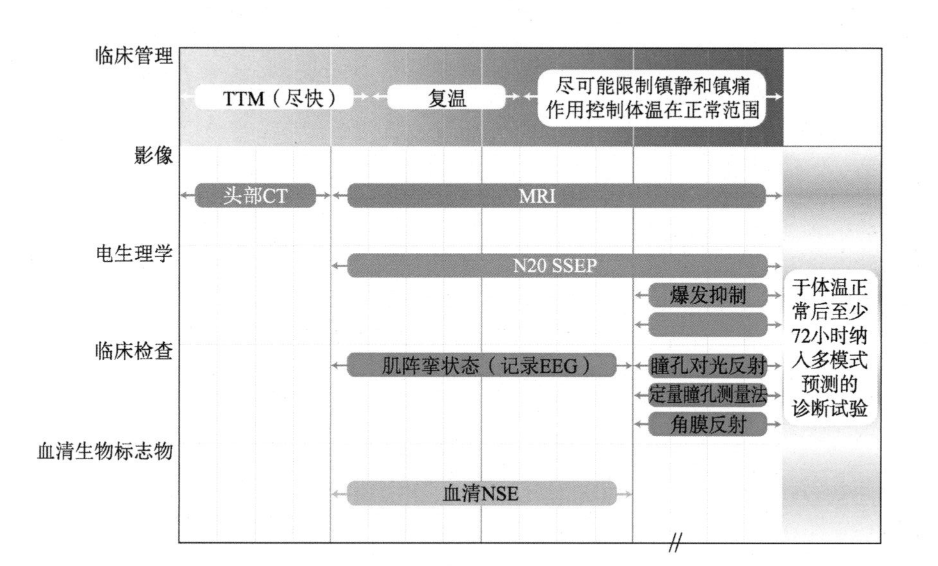

图 13－1　神经功能预后判断流程图

注：摘自 2020 美国心脏协会心肺复苏和心血管急救指南。